Sigrid Nesterenko

Entgiften von A bis Z

Wie Sie Ihren Körper von Schwermetallen und anderen Umweltschadstoffen befreien

Rainer Bloch Verlag

Entgiften von A bis Z
Sigrid Nesterenko
ISBN 978-3-942179-51-5
Rainer Bloch Verlag
www.bloch-verlag.de
3. überarbeitete Auflage, Oktober 2019
Paperback DIN-A5

Druck: SOL-Service GmbH, Westendstraße 5, 86529 Schrobenhausen

Impressum:

Rainer Bloch Verlag, Schwetzinger Str. 4, D - 69469 Weinheim,
Webseite: www.Bloch-Verlag.de, buch@bloch-verlag.de

Inhaltsverzeichnis

Vorwort

Umweltmediziner sind sich schon lange darin einig, dass viele unserer heutigen Zivilisationserkrankungen in Verbindungen mit Schadstoffbelastungen stehen. Demzufolge ist Entgiftung eines der wichtigsten Themen, wenn es um unsere Gesundheit geht.

Dass wir mittlerweile von unendlich vielen Schadstoffen umgeben sind, ist kein Geheimnis mehr. Schon im eigenen Körper fängt es an, in Form von Amalgamfüllungen und metallhaltigen Kronen und Brücken. In den eigenen vier Wänden geht es munter weiter: Holzschutzmittel, Lösungsmittel in Wandfarben, Formaldehyd in Möbeln, Medikamentenrückstände im Trinkwasser, Aluminium in Deos, Weichmacher in Kunststofftrink-flaschen, Lösungsmittel in Kinderspielzeug, chemische Zusatzstoffe in Lebensmitteln und Kosmetikartikeln und so weiter. Dabei ist der menschliche Organismus genetisch gar nicht darauf eingestellt, diese Schadstoffe von allein wieder auszuscheiden.

Erfahren Sie in diesem Buch, wo all diese Giftstoffe lauern und wie diese Ihre Gesundheit beeinflussen. Sie erhalten praktische Lösungsmöglichkeiten, wie Sie sich erfolgreich von belastenden Schadstoffen befreien können. Und sollten Sie noch nicht wissen, ob in Ihrem Körper Schadstoffe die Ursache für Ihre Erkrankung sind, so erfahren Sie auch, wie Sie eine mögliche Schadstoffbelastung feststellen können.

Dabei werden die wichtigsten Entgiftungstherapien vorgestellt, die bei schweren chronischen Vergiftungen von Therapeuten durchgeführt werden, sowie zahlreiche Möglichkeiten zur Entgiftung zu Hause. Allerdings ist immer zu bedenken, dass eine umfangreiche Entgiftung ein komplizierter Vorgang ist, der in professionelle Hände gehört.

Die meisten, der in diesem Buch vorgestellten Entgiftungsmaßnahmen habe ich aufgrund einer lebensbedrohlichen chronischen Schwermetallvergiftung im Laufe von über 20 Jahren selbst ausprobiert, sodass ich die Informationen direkt aus der Praxis zusammentragen konnte. Dies sind äußerst wertvolle Erfahrungen, die Sie nun nutzen können, um Ihre Entgiftung effektiver und kostengünstiger gestalten zu können, als es mir seinerzeit möglich war.

Warum ich dieses Buch geschrieben habe

In vielen Gesprächen mit meinen Buchlesern stellte sich heraus, dass oftmals Schwermetalle an der Erkrankung beteiligt waren, ganz egal, wie die Krankheit hieß.
So war es eine logische Konsequenz, dass immer wieder die Frage aufkam, wie man sich am besten und effektivsten von den Schwermetallen befreien könne.

Da ich keine Medizinerin bin, kann ich leider keine persönlichen Behandlungsvorschläge unterbreiten. Aber in diesem Werk erfahren Sie viele wichtige Informationen, die Betroffenen weiterhelfen können und die in Zusammenarbeit mit einem Therapeuten umsetzbar sind.

Das zentrale Thema sind die Entgiftungsmethoden. Welche gibt es, welche sind sinnvoll und was kann man begleitend zu den professionellen therapeutischen Verfahren selbst durchführen? Das Angebot an Entgiftungsmethoden ist mittlerweile so umfangreich, dass es schwierig ist, sich als Laie einen Überblick zu verschaffen.

Und genau diese Übersicht soll dieses Buch liefern: „Entgiftungsmethoden von A bis Z", ergänzt durch Informationen zur Schadstoffvermeidung, risikofreien Amalgamentfernung bis hin zum sinnvollen Zahnersatz.

Es ist ein Buch ganz aus der Praxis. Vieles von dem, was Sie nachfolgend lesen, habe ich selbst erlebt und angewandt, sodass diese zusammengetragenen Informationen keine reinen Theorien sind, sondern weitestgehend direkt aus der Praxis eines chronischen schwermetallvergifteten Menschen stammen.

Letztendlich: Ohne meine eigene Geschichte, die in dem Buch **„Amalgam frisst meine Seele"** (ebenfalls im Rainer Bloch Verlag www.Bloch-Verlag.de erschienen) nachzulesen ist, wäre dieses Entgiftungsbuch niemals entstanden.

Was vergiftet uns?

Die Vergiftung des Körpers geschieht über vielfältige Möglichkeiten. Man unterscheidet im Wesentlichen die Giftstoffe, die durch den Körper selbst produziert werden und als Stoffwechselabfallprodukte bezeichnet werden, sowie Schadstoffe, die dem Körper von außen zugeführt werden. Diese beiden Dinge zu differenzieren, ist insofern bedeutsam, weil sie in ihrer Gefährlichkeit große Unterschiede aufweisen und außerdem verschiedene Entgiftungskonzepte verlangen.

Stoffwechselabfallprodukte fallen in jedem Organismus ganz automatisch an und entstehen besonders durch Verdauungsprozesse. *Ein gesunder Körper ist stets in der Lage, diese Schlackenstoffe wieder auszuscheiden, sodass sie keinerlei Schaden anrichten. Erst wenn der Körper überlastet ist, weil zu große Mengen dieser Stoffe produziert werden oder weil die Entgiftungskapazitäten nicht ausreichen, dann zeigen sich Probleme.*

Bedrohlicher als die körpereigenen Schadstoffe sind jedoch diejenigen, die von außen zugeführt werden. Sie können zu massiveren Schäden im Körper führen und das schon in vergleichsweise geringen Mengen. Zu diesen gehören Schwermetalle wie Blei, Quecksilber, Cadmium, Palladium und Nickel, aber auch organische Giftstoffe wie Insektizide, Herbizide und Pestizide. Zudem können auch Lösungsmittel aus Farben, Holzschutzmittel, Zusatzstoffe in Lebensmitteln und Kosmetika den Körper massiv schädigen.

Zweifelsohne zählt Quecksilber zu den giftigsten Substanzen unseres Planeten. Es ist das giftigste nichtradioaktive Element, alle anderen bekannten Giftstoffe sind radioaktiver Natur.

Vergiftete Umwelt – vergiftete Menschen

Dem technischen Fortschritt, der in den letzten 100 Jahren unsere Welt in einer nie zuvor gekannten Geschwindigkeit komplett verändert hat, haben wir zahlreiche Verbesserungen der Lebensqualität zu verdanken.

Allein die heutige Mobilität durch Autos, Züge, Schiffe und Flugzeuge hat zu radikalen Veränderungen der menschlichen Lebensführung gesorgt. Aber auch die Entwicklung zahlreicher Produkte, die wir heutzutage ganz selbstverständlich im Alltag verwenden wie Kunststofftrinkflaschen, Reinigungsmittel, Kosmetikprodukte, Plastikverpackungen, Fertiggerichte, Tiefkühlkost etc. hat zu der heutigen bequemen Lebensführung geführt.

In der Regel sehen wir nur diese eine Seite der Medaille, nämlich dass diese Errungenschaften den Alltag erleichtern und einen niveauvollen Lebensstandard ermöglichen. Weniger betrachtet wird hingegen die Kehrseite, nämlich dass diese zahlreichen chemischen Substanzen allgegenwärtig sind und wir uns ihnen kaum noch entziehen können, obwohl ihr gesundheitsgefährdendes Potential hinlänglich bekannt ist.

So ist es kaum jemandem bewusst, dass wir im täglichen Gebrauch ca. 50.000 dieser Substanzen verwenden. Ebenso wenig ist bekannt, dass jedes Jahr ca. 250.000 neue chemische Stoffe hinzukommen. Nie zuvor seit der Existenz des Menschen gab es derartig viele künstlich hergestellte Stoffe, die inzwischen Mensch, Tier, Pflanze und die gesamte Umwelt belasten und sich negativ auf die Gesundheit von Jung und Alt auswirken können.

Den Zusammenhang zu sehen, dass die Vergiftung der Umwelt zwangsläufig zu Belastungen von Menschen und Tieren führt, ist ein wesentlicher Schritt, aktiv etwas für die Gesundheit zu tun. Doch ist dies nicht so leicht, wie es auf den ersten Blick erscheinen mag, denn häufig hat man kaum Möglichkeiten, den belastenden Dingen gänzlich aus dem Weg zu gehen. Erschwerend kommt hinzu, dass die Belastung mit jedem weiteren Tag zunimmt.

Dabei fängt die Belastung schon mit dem Atmen an. Könnten wir die Schadstoffbelastungen der Luft farblich erkennen, würden wir vor lauter Schreck wahrscheinlich sofort aufhören zu atmen.

Gleiches gilt für die vielen Schadstoffe, die unsere Lebensmittel betreffen.

Könnte man die Pestizide, Herbizide und die zahlreichen chemischen Zusatzstoffe optisch wahrnehmen, weil sie vielleicht aussehen würden wie Schimmelpilze oder eine unappetitliche Farbe hätten, so würden wir sie nicht mehr essen. Denn das Auge isst ja bekanntlich mit.

Bleiben wir im Haushalt. Haben Sie schon mal darüber nachgedacht, dass auch Ihre Möbel, Teppiche und Baumaterialien Schadstoffe in die Raumluft abgeben können? Sie wundern sich vielleicht, dass ein neues Möbelstück in der ersten Zeit besonders stark nach „irgendwie neu" riecht? Oder denken Sie an Ihr letztes neues Auto. Erinnern Sie sich noch daran, wie intensiv dieses nach Plastik roch? Und Sie meinen, das sei alles ungefährlich?

Dass Zigarettenqualm nicht gesund ist, weiß schon jedes Kind. Aber meinen Sie, dass Autoabgase, Flugzeugkerosin und Industrie-Emissionen gesundheitsfördernde Frischluft in die Atmosphäre pusten?

Und stellen Sie sich jetzt die ganzen Kosmetikartikel vor, die Sie morgens und abends auf Ihre Haut auftragen, mit denen Sie Ihre Haare waschen, die Zähne putzen. Denken Sie an die Parfüme, die so angenehm duften. Schauen Sie überall dort mal auf das Kleingedruckte – vermutlich brauchen Sie dafür eine Lupe, aber schlimmer ist, dass Sie mindestens die Hälfte der vielen Bezeichnungen wahrscheinlich gar nicht verstehen.

Ja, man hätte seinerzeit besser im Chemieunterricht aufpassen sollen, aber der liegt schon über 20 Jahre zurück und hätte womöglich auch gar nicht die ganzen chemischen Zusatzstoffe erläutert, die uns in der heutigen Zeit geradezu überfluten.

Auch unsere Weltmeere, und damit ihre Bewohner, sind vor Schadstoffen nicht sicher. Es ist daher traurige Gewissheit, dass mittlerweile viele Fische schwermetallbelastet sind. Dabei ist es insbesondere das so hochgiftige Quecksilber, mit dem sie kontaminiert sind und dass sie an uns Menschen weitergeben, wenn wir Fisch verzehren. So gab es bereits 2004 eine Veröffentlichung, aus der hervorging, dass Kinder in Südchina aufgrund ihres intensiven Fischkonsums weitaus mehr mit

Quecksilber belastet waren als Kinder ohne Fischernährung. (WONG V; HO M, IP P et. Al. 2004, Environmental mercury exposure in children: South China's Experience, Pediatr. Int. 46 (6): 715 – 721)

Die Quellen für Schwermetalle sind sehr vielfältig. Wenn Ihr Therapeut Sie noch nicht gefragt hat, welchen Beruf Sie ausüben oder in welcher Umgebung Sie wohnen (z. B. in der Nähe von Autobahn, Flughafen, Müllverbrennungsanlage, Krematorium), dann beantworten Sie sich selbst diese Frage und machen Sie sich Gedanken.

Neben Quecksilber ist Blei ein ebenso weit verbreitetes Schwermetall. Wir alle leben am Rande einer Bleivergiftung, denn *innerhalb der letzten 100 Jahre hat der Bleigehalt in unserem Körper um mehr als fünfhundertfach zugenommen.* Auch die Belastungen mit anderen Schwermetallen sind dramatisch, wenn man sich die folgenden Daten anschaut:

Der bekannte Biochemiker Dr. John G. Ionescu hat schon vor vielen Jahren darauf hingewiesen, dass sich in Tierexperimenten als auch in der Humanmedizin längst gezeigt hat, dass Umweltgifte wie z. B. Holzschutzmittel, Autoabgase, Pestizide, Insektizide, Düngemittel, chemische Rückstände und Schwermetalllonen aus dem Trinkwasser oder aus Amalgamfüllungen, sowie Zusatzstoffe aus der Nahrung wie Konservierungsstoffe, Farbstoffe, Bindemittel, Aromastoffe und Geschmackskorrigenzien, deutliche Abweichungen im zellulären Energiestoffwechsel und in der körperlichen Immunreaktion bis hin zu einer Blockade hervorrufen können.

Daher ist eine Identifizierung und dementsprechend ein Abbau und eine Ausleitung dieser Umweltgifte von entscheidender Bedeutung für die Stoffwechselentlastung und immunologische Entlastung bei chronischen Umwelterkrankungen wie Multiple Chemical Sensitivity (MCS), Chronic Fatigue Syndrom (CFS) und Fibromyalgie. Aufgrund mangelnder diagnostischtherapeutischer Erfahrungen werden *diese Patienten leider nicht selten psychiatrisiert und wandern über Jahre von einer Therapiestätte zur anderen. (CO`MED 02/05).* Dr. John G. Ionescu ist Gründer und wissenschaftlicher Leiter der Spezialklinik Neukirchen, die von Betroffenen seit über 30 Jahren als die führende deutsche Klinik für Umwelterkrankungen angesehen wird.

Bei chronischen Vergiftungen sind es in den meisten Fällen Schwermetallbelastungen, die es zu therapieren gilt. Es gibt aber auch viele umwelterkrankte Patienten, die durch Pestizide, Holzschutzmittel, Lösungsmittel und andere chemische Substanzen belastet sind.

Zahlreiche Schwermetalle wie Quecksilber und Palladium aus Zahnfüllungen, Blei (u. a. aus Trinkwasser aufgrund von Bleirohren in Altbauten), Aluminium (u. a. in Deos), Nickel, Chrom und einige andere lagern sich im Körper ab und können zu vielfältigen gesundheitlichen Problemen führen.

Viele Schadstoffe sind erst im Zuge der Industrialisierung entstanden und sind somit kaum älter als 100 Jahre, die meisten von ihnen weit jünger als 50 Jahre.

Und ist ein menschlicher Körper innerhalb einer so kurzen Zeit in der Lage, seine genetische Ausrichtung dieser chemischen Entwicklung anzupassen, damit er mit dieser Belastung umgehen kann? Hierzu muss man wissen, dass sich Gene nur äußerst langsam verändern, in der Evolution gelten 10.000 Jahre lediglich als ein Sekundenschlag. Somit sind die meisten dieser neumodischen Schadstoffe für unseren Organismus völlig fremd und können von ihm häufig nicht wieder ausgeschieden werden.

Leider wird der Zusammenhang der giftstoffbelasteten Umwelt und den damit einhergehenden Belastungen des menschlichen Organismus noch immer weitestgehend ignoriert.

Dabei liegen diese Zusammenhänge so deutlich auf der Hand. Betrachten wir die Nahrungskette: Gemüse und Obst werden mit Pestiziden und Herbiziden bespritzt. Zwar müssen gesetzliche Vorschriften eingehalten werden, nach denen bestimmte Grenzen der einzelnen Mittel nicht überschritten werden dürfen. Geht es um die Zusammensetzung dieser einzelnen Mittel, existieren entsprechende Grenzen jedoch nicht. Das bedeutet, dass zwar immer nur eine bestimmte Menge eines einzelnen Produktes eingesetzt werden kann, aber die Anzahl der insgesamt verwendeten Pestizide und Herbizide quasi als Cocktail ist nicht begrenzt. Allein diese Tatsache stimmt schon nachdenklich, wird sie jedoch noch dadurch verschärft, dass bisher keine Langzeitstudien bekannt sind, die mögliche Auswirkungen derartiger Cocktails auf den menschlichen Organismus unter die Lupe nehmen.

Sicher kann man diesem Dilemma ein Stück weit aus dem Wege gehen, indem man Bioprodukte kauft. Doch auch über Biofeldern fliegen Flugzeuge und fällt Regen. Und die nächste Autobahn ist womöglich auch nicht weit.

Schadstoffe umgeben uns heutzutage in einem Umfang, wie es nie zuvor in der Geschichte der Menschheit der Fall war. So entstehen bestimmte moderne Erkrankungen nicht zufällig, sondern stehen in engem Zusammenhang mit den Belastungen der heutigen industrialisierten Umwelt, die geprägt ist durch Zigarettenqualm, Auto- und Industrieabgase, belastetes Trinkwasser, Pestizide, sowie durch Schwermetalle in Gemüse, Fisch und Zahnersatz und neuerdings auch Energiesparlampen, indem diese quecksilberhaltig sind.

Bei dieser Vielfalt von Belastungen ist es kaum verwunderlich, dass es bei immer mehr Menschen zu umweltbedingten gesundheitlichen Problemen wie beispielsweise Allergien, Hautausschlägen oder Ekzemen kommt. Aber auch ständige Müdigkeit, Konzentrationsstörungen, Kopfschmerzen und Verdauungsbeschwerden gehören zu den Symptomen, die durch eine vermehrte Ablagerung von Gift- und Schlackenstoffen bedingt sein können.

Schwermetalle und Lösungsmittel als Schadstoffe

Bei schadstoffbedingten Erkrankungen spielen in den meisten Fällen Schwermetalle eine große Rolle. Besonders häufig gehen Schwermetallbelastungen von Zahnersatzstoffen aus, allen voran sind dies Amalgam und Palladium, aber auch Gold ist nicht unbedenklich.

Auch wenn immer wieder zweifelhafte Studien herhalten müssen, um die angebliche Ungiftigkeit von Amalgamfüllungen zu zeigen, so hat sich die Einstellung zu diesem gefährlichen Zahnersatzstoff in den vergangenen Jahren deutlich verändert. Immer mehr aufgeklärte Patienten und Ärzte verweigern die Verwendung von Amalgam und verwenden stattdessen schadstofffreie Füllungen.

Amalgam ist von höchster Toxizität, denn es besteht zu 50 % aus Quecksilber sowie aus Palladium, Blei, Zinn, Silber, Kupfer und

Zink. Auch Brücken und Inlays enthalten häufig Anteile dieser krankmachenden Substanzen.

Insbesondere Palladium (auch als Spargold bezeichnet) ist ein gefürchteter Bestandteil von Zahnersatz, da er als noch toxischer gilt als Quecksilber und außerdem auch noch schwieriger auszuleiten ist.
Quecksilber gilt als so gefährlich, dass es zu den giftigsten Substanzen zählt, die unser Planet überhaupt zur Verfügung hat. Bereits 0,2 bis 1 g Quecksilber im Blut sind tödlich. Da muss die Frage möglich sein, wie es erlaubt sein kann, dass Amalgamträger – finanziert durch die Krankenkassen – häufig ein Vielfaches dieser Menge in ihrem Mund herumtragen dürfen.

Auch die Tatsache, dass beim Zahnarzt herausgebohrte Amalgamfüllungen und Energiesparlampen aufgrund des enthaltenen Quecksilbers als Sondermüll entsorgt werden müssen, macht deutlich genug, dass wir es hier mit einem äußerst giftigen Stoff zu tun haben.

Nachdenklich stimmt auch, dass bereits nach nur 12 Stunden nach dem Einsetzen von Amalgamfüllungen Quecksilber in allen Körperorganen nachweisbar ist.

Auch vor dem Gehirn macht es nicht Halt, weil es in der Lage ist, die Blut-Hirn-Schranke zu durchdringen. Doch damit nicht genug, denn durch ständigen Abrieb der Füllungsoberflächen, bedingt durch Kaugummikauen, heiße Speisen und Getränke und Zähneknirschen, wird der Körper Tag für Tag mit weiteren Quecksilbermengen kontaminiert.

Der Körper wird somit ständig weiter vergiftet, indem das Gift über den Verdauungstrakt in den Organismus befördert wird. Irgendwann läuft das Fass aufgrund dieser systemischen Vergiftung quasi über, mit der Folge, dass chronische Erkrankungen entstehen.

Das Fatale ist, dass das im Körper geparkte Quecksilber ohne Hilfe von außen den Körper kaum noch verlassen kann. Die Halbwertzeit von Quecksilber ist so erschreckend hoch, dass man davon ausgeht, dass es den Körper zu Lebzeiten nicht mehr verlassen wird.

Auch wer selbst keine Amalgamfüllungen im Mund trägt, ist vor einer Quecksilberbelastung nicht sicher. Denn mittlerweile sind bekanntermaßen viele Nahrungsmittel und insbesondere Fischbestände ebenfalls quecksilberbelastet, sodass man seine Ernährungsgewohnheiten überdenken sollte.

Sie meinen, Sie sind trotzdem noch auf der sicheren Seite und haben keine Quecksilberbelastung? Oder Sie wundern sich, dass Sie Quecksilber im Körper haben und können sich nicht erklären, woher dieses kommen soll?
Nun, vielleicht haben Sie es bereits von Ihrer Mutter „geerbt". Leider ist Quecksilber plazentagängig, sodass bei einer amalgamtragenden Mutter Quecksilber auf das ungeborene Kind übergehen kann. Lesen Sie hierzu das Kapitel „Schwermetalle und Schwangerschaft".

Aber was ist es nun, was das Quecksilber so gefährlich macht?

Die Wirkung von Quecksilber ist so vielfältig und erschreckend, dass man sich manchmal fragen muss, wie der Körper mit den deponierten Mengen überhaupt zurechtkommen kann. Grundsätzlich ist Quecksilber ein Nervengift. Aber es führt auch zu einer Schwächung des Immunsystems, zu einer Blockade der Enzyme, einer Schädigung des Erbguts (DNA) und einer verstärkten Bildung freier Radikale. Außerdem gilt es als (Mit-) Verursacher diverser psychischer Beschwerden einschließlich Depressionen und ist darüber hinaus häufig an verschiedensten chronischen Erkrankungen beteiligt.

Oftmals sind es zunächst eher banale Befindlichkeitsstörungen, die als erste Reaktionen der chronischen Vergiftung auftreten. Es fängt eventuell mit kleinen Hautekzemen an, dann fallen mehr Haare aus als nötig, und die Akne im Gesicht wird auch immer schlimmer, obwohl das Teeniealter schon mehr als 20 Jahre zurückliegt. Oder es treten häufig Kopfschmerzen oder Migräne auf, aber eine Ursache wird einfach nicht gefunden. Vielleicht aber ist es stattdessen eine ständige Müdigkeit und Erschöpfung, oder gar eine handfeste Depression? Die Liste der möglichen Beschwerden, die aufgrund einer chronischen Intoxikation auftreten können, ist fast unendlich.

Es ist immer wieder erstaunlich, wie sich nach der Amalgamentfernung und einer umfangreichen Entgiftungstherapie viele Symptome verbessern oder sogar gänzlich verschwinden.

Neben Schwermetallen gibt es leider noch viele weitere schädliche Substanzen, die unsere Gesundheit stark beeinträchtigen können. Vor einigen Jahren entdeckte man, dass Asbest hochgiftig ist und krebserzeugend wirkt. Ähnliche Entdeckungen machte man in den 1970-er und 1980-er Jahren mit krankmachenden Holzschutzmitteln und Blei in Farben und Benzin.

Inzwischen sind derartige Gefahrenquellen zu einem großen Teil verbannt, aber dennoch sind sie nicht vollständig beseitigt. Zudem gibt es inzwischen eine Reihe neuer Substanzen, die nicht minder schädlich auf den menschlichen Organismus einwirken. Hierzu gehören unter anderem Lösungsmittel, die uns tagtäglich umgeben und in Lacken und Farben sowie in Benzindämpfen in Form von Benzol, als Formaldehyd oder Phenol enthalten sind.

Sie meinen, dass Sie damit gar keinen Kontakt haben, weil Sie ja weder Anstreicher noch Tankwart sind? Leider wiegen Sie sich da zu sehr in falscher Sicherheit, denn hierbei handelt es sich um Lösungsmittel, die im ganz normalen Alltag auftauchen.

Allein Formaldehyd verbirgt sich in so vielen alltäglichen Dingen, wie man es nie vermuten würde: Es fängt bei Filzstiften an, geht über Putzmittel, Plüschtiere, Lacke, Kleber, neue Kleidung bis hin zu den bekannten formaldehydbelasteten Spanplatten und Möbeln. Phenol begegnet uns bei Lösungsmitteln, Klebstoffen, Reinigungsmitteln und in Farben. Dioxine entstehen durch das Verbrennen von Kunststoffen.

Dies ist nur eine sehr kleine Auswahl der vielen Lösungsmittel, die unseren Alltag eigentlich erleichtern sollen, aber krankmachende und somit tickende Zeitbomben sind. Die Auswirkungen auf die Gesundheit sind sehr unterschiedlich und beginnen bei Leber- und Nierenschäden, gehen über Erbschäden, Leukämie und Tumorerkrankungen unterschiedlichster Art.

Warum Entgiftung?

Entgiftung ist in der Naturheilkunde nichts anderes als die Entfernung von Schad- und Schlackenstoffen aus dem Körper. Um Verwechslungen zu vermeiden, sei hier auch auf die Verwendung des Begriffs „Entgiftung“ hingewiesen, wie sie die Schulmedizin vornimmt. Wenn hier von Entgiftung gesprochen wird, ist neben der Dialyse meistens die Entgiftung in Zusammenhang mit Suchtmitteln wie Alkohol, Drogen und Medikamenten gemeint.

Der menschliche Organismus verfügt über ein umfangreiches ausgeklügeltes Entgiftungskonzept, das hauptsächlich aus Leber, Nieren, Darm und der Haut besteht. *Bevor Sie im weiteren Verlauf dieses Buches erfahren, wie Sie Ihren Körper entgiften können, sollten Sie einige grundlegende Aspekte darüber erfahren, wie sich Ihr Körper selbst reinigt.*

In der Naturheilkunde sind Therapien ohne die Einbeziehung einer ganzheitlichen Entgiftung kaum noch anzutreffen. Denn längst hat man hier erkannt, dass alle anderen Therapien erst richtig greifen können, wenn der Körper von Schadstoffen befreit ist.

Ein gesunder Organismus ist in der Lage, belastende Schadstoffe selbst zu entsorgen. Doch wessen Körper ist in der heutigen Zeit tatsächlich noch in der Lage dazu? Immer jünger sind die Menschen, die bereits von schweren und chronischen Erkrankungen eingeholt werden, die mit Schadstoffbelastungen in Verbindung stehen.

Solange der Körper kann, versucht er zu kompensieren, wo es geht. Doch meist ist es nur eine Frage der Zeit, bis die Entgiftung ins Stocken gerät und der Mensch als Konsequenz hieraus erkrankt. So ist bei vielen Menschen der Körper nicht mehr in der Lage, sich selbst zu regulieren und die ihm zugeführten Schadstoffe auszuleiten. Je eingeschränkter die Selbstregulation ist, desto mehr ist es erforderlich, die Ausleitung und somit die Entgiftung zu unterstützen.

Wir werden permanent mit tausenden Giftstoffen und Chemikalien konfrontiert, ohne dass uns dies bewusst ist. Egal, ob am Arbeitsplatz, zu Hause oder sogar im Freien – ständig atmen wir belastete Luft ein, essen schadstoffhaltige Lebensmittel und trinken Wasser, das nur auf den ersten Blick zu den gesündesten Lebensmitteln gehört.

Darüber hinaus enthält unsere Ernährung so viele chemische Zusatzstoffe, Unmengen Zucker und viele ungesättigte Fette wie niemals zuvor. Ergänzt wird diese ungünstige Ernährungsweise häufig durch Übergewicht, Rauchen, Koffein und Alkohol, sowie Medikamente und Drogen in jungen Jahren.

Forschungen haben immer wieder gezeigt, dass auch ein vormals gesunder und ausreichend entgiftender Organismus aufgrund derartiger Belastungen irgendwann in seiner Entgiftungskapazität zusammenbricht. Die Leber ist ein geduldiges Organ, aber irgendwann sind auch ihre Grenzen erreicht.

Ist der Körper dann mit der Zeit mit der Entgiftung überfordert und kann die Giftstoffe nicht mehr beseitigen, kommt es zu Ablagerungen in verschiedensten Körperregionen. Meist erfolgt dies zuerst an der Stelle, die den persönlichen Schwachpunkt darstellt.

Dabei sammeln sich die Giftstoffe in den Zellen, im Blut und besonders in den Fettzellen. Besonders häufig ist dann die Leber überlastet, aber auch der Darmtrakt gerät aus dem Gleichgewicht. Im Laufe vieler Jahre entstehen regelrechte *Schwermetalldepots, die der Körper ohne Unterstützung von außen nicht wieder loswird.* Allein Quecksilber hat eine Halbwertzeit von mindestens 15 Jahren.

Um Ihnen keine Illusionen zu machen: Eine Entgiftung ist keine Sache von wenigen Wochen. Ist man von einer schweren chronischen Schwermetallvergiftung betroffen, sind zwar auch nach kurzer Zeit oft schon Fortschritte festzustellen, aber dennoch ist in diesen Fällen eine Entgiftung oft eine Lebensaufgabe. Dies hängt damit zusammen, dass bei schweren Fällen die genetische Entgiftungskapazität nur unzureichend ausgestattet ist.

Besonders häufig betrifft dies Personen mit der vererbbaren Stoffwechselstörung Pyrrolurie (auch als HPU oder Kryptopyrrolurie bezeichnet). Bei diesen Patienten weiß man, dass sie aufgrund eines Gendefekts nicht über das sogenannte

Enzym P450 verfügen und somit nur unzureichend entgiften können. Für diese Personen ist es lebensnotwendig, regelmäßig zu entgiften.

Umweltbedingte Erkrankungen und Schwermetalle

Die gesundheitliche Schädigung vieler Menschen durch krankmachende Umweltgifte nimmt seit etwa 30 Jahren immer größere Ausmaße an. Dabei wird seitens der Politiker und Ärzte die Thematik am liebsten noch immer totgeschwiegen oder zumindest bagatellisiert. Folgen dieser Ignoranz und Unkenntnis sind falsche Diagnosen mit unpassenden Therapien (häufig psychischen Verlegenheitsdiagnosen) und chronisch erkrankte Menschen, die meistens zwangsläufig als Hartz4-Empfänger oder Frührentner enden.

Die Vorwürfe, mit denen umweltbelastete Patienten immer wieder seitens ihres Umfeldes und vieler Ärzte konfrontiert werden, machen die Situation der Betroffenen nicht leichter. Wer lebt schon gerne mit einem unberechtigterweise aufgedrückten Stempel, er sei ein Hypochonder, Neurotiker oder Simulant, nur weil die konventionelle Medizin nicht in der Lage oder willens ist, die tatsächliche Krankheitsursache in Form von chronischen Vergiftungen anzuerkennen.

Die Vielzahl der umweltbedingten Symptome macht die Diagnose nicht gerade leicht, doch gibt es mittlerweile sehr erfahrene Mediziner, die bei einer Diagnostik immer auch den Aspekt von möglichen Schadstoffbelastungen berücksichtigen. Da schon durch einen einzigen Giftstoff über 100 verschiedene Beschwerden auftreten können, ist die Gefahr von Fehlinterpretationen und Fehldiagnosen sehr groß.

Zu den bekanntesten Umwelterkrankungen gehören MCS (Multiple Chemische Sensibilität), CFS (Chronisches Müdigkeitssyndrom) und Fibromyalgie. Bei allen Personen dieser drei Patientengruppen ist die chronische Müdigkeit und Erschöpfung als auffallendes gemeinsames Leitsymptom anzutreffen.

Bei umwelterkrankten Personen ist der Körper nicht in der Lage, die durch Nahrungsmittel, Luft, Autoabgase, Wohngifte etc. aufgenommenen Schadstoffe zu neutralisieren und auszuscheiden. Sehr häufig ist dies darauf zurückzuführen, dass eine eingeschränkte Funktion der Entgiftungsenzyme der ersten oder zweiten Detoxphase vorliegt. Diese Entgiftungsstörung wird häufig als genetisch bedingt gesehen.

Als Folge der Entgiftungsschwäche verbleiben die Schadstoffe im Körper und lagern sich in Binde- und Fettgewebe, in der Leber, den Nieren und im Nervensystem ab. Hier zeigt sich häufig ein sehr enger Zusammenhang zwischen dem Leaky Gut Syndrom (durchlässiger Darm) und der Giftstoffexposition.

Neben den mittlerweile als Umwelterkrankungen bezeichneten o. g. Krankheiten wird von Umweltmedizinern häufig auch bei anderen Erkrankungen ein Einfluss durch Giftstoffe gesehen. So gibt es viele dokumentierte Fälle, bei denen durch eine Entgiftung des Körpers eine deutliche gesundheitliche Besserung erzielt werden konnte. Um nur die wichtigsten zu nennen: Multiple Sklerose, Rheuma, Migräne, Reizdarm, Morbus Crohn, Colitis Ulcerosa, Trigeminusneuralgie, Tumorerkrankungen, Unfruchtbarkeit und Depressionen.

Schon diese kurze Liste erweckt den Anschein, als könnten Schwermetalle und andere Giftstoffe bei vielen weit verbreiteten Zivilisationserkrankungen eine wesentliche Ursache sein. Erfahrungen von Betroffenen und Umweltmedizinern scheinen dies schon lange zu bestätigen.

Die Therapie von Umwelterkrankungen besteht hauptsächlich aus der Vermeidung, Entfernung und Ausleitung der schädigenden Substanzen. Erfolgt eine konsequente Entgiftung und Vermeidung von Schadstoffquellen, kombiniert mit einer Darmsanierung einschließlich des Leaky Gut Syndroms, dann kommt es meistens zu erstaunlichen Verbesserungen.

Multiple Chemische Sensibilität (MCS)

Die Multiple Chemische Sensibilität wird auch als MCS, multiple Chemikaliensensibilität, ideopathische Chemikaliensensivität, chemical injury oder environmental illness (EI) bezeichnet. Die

Weltgesundheitsorganisation (WHO) hat MCS im ICD-10-Code mit T78.4 klassifiziert und die Erkrankung demnach den Vergiftungen zugeordnet. Diese klare Einordnung ist von entscheidender Bedeutung, denn sie zeigt eindeutig, dass es sich bei MCS um eine körperliche und nicht um eine psychische Erkrankung handelt, denn letztere wird nach dem ICD-Code mit der Kategorie F und nicht mit T klassifiziert.

Trotz dieser eindeutigen Klassifizierungen gilt MCS noch immer nicht als eine in breiten Medizinerkreisen und der allgemeinen Bevölkerung bekannte und akzeptierte Erkrankung.

Mit Ausnahme von Umweltmedizinern hat kaum jemand bisweilen von dieser Krankheit gehört, und falls doch, dann sind es meistens Dinge, die der Erkrankung in keiner Weise gerecht werden. Insbesondere betrifft dies auch die Medien, denn diesen gelingt es nur selten, MCS so darzustellen, wie sie wirklich ist.

Medizinisch betrachtet ist MCS eine schwere organische Erkrankung, bei der das Immunsystem bei Kontakt mit bestimmten Chemikalien und Umweltschadstoffen überreagiert und zwar auch bei Substanzen, die der Körper vor der Erkrankung problemlos toleriert hat. Die Symptome gleichen häufig allergieähnlichen Reaktionen, allerdings zeigen sich diese sehr individuell und vielfältig, sodass ein komplexes Beschwerdebild mit einer extremen Leistungsbeeinträchtigung entsteht.

Zum Leidwesen der Betroffenen werden die auftretenden Symptome allzu oft psychiatrisiert, dabei sind sie durch keine bekannte körperliche oder psychische Störung erklärbar, sondern werden eindeutig durch Umweltgifte ausgelöst. Dies zeigt sich dadurch, dass die Beschwerden jederzeit reproduzierbar sind, sobald der Patient den jeweiligen auslösenden Schadstoffen wiederholt ausgesetzt wird. Werden diese Substanzen wieder entfernt oder der Patient von diesen ferngehalten, bessern sich die Symptome.

Von Bedeutung bei MCS ist es auch, dass die körperlichen Reaktionen nicht nur durch eine einzige Substanz ausgelöst werden, sondern durch viele verschiedene Trigger. Hieraus leitet sich auch die Bezeichnung der Krankheit „*Multiple* Chemische Sensibilität“ ab.

Wie Paracelsus einst schon sagte, macht die Menge das Gift. Bei MCS-Betroffenen können bereits geringste alltägliche Belastungen und Konfrontationen mit den jeweiligen Substanzen schwerwiegende Symptome auslösen. Während derartige Stoffe für gesunde Menschen keinerlei Belastung darstellen und diese derartigen Substanzen zumeist nicht mal wahrnehmen, obwohl sie sich gleichzeitig in dieser Umgebung aufhalten, ist die Reaktionsschwelle hingegen bei MCS-lern extrem niedrig. So bedeuten bereits Substanzmengen unterhalb der Wahrnehmungsgrenze für MCS-Patienten oftmals heftige körperliche Reaktionen.

Schon das Waschpulver des Kollegen, ein Besuch einer Tankstelle, das Rasierwasser des Partners, das Essen eines pestizidbelasteten Salatblattes oder das Trinken des Leitungswassers kann zu Symptomen führen.

Aber auch das Düngen der umliegenden Getreidefelder, das Einatmen von Autoabgasen und Rauch, die Anwesenheit von Blütenpollen und Schimmelpilzen oder Desinfektionsmitteln in öffentlichen Gebäuden, Arztpraxen und Krankenhäusern können Beschwerden auslösen. Bei vielen Betroffenen kommen diverse Nahrungsmittelallergien und– Intoleranzen hinzu, sodass auch der Verzehr unverträglicher Lebensmittel zu weiteren Beschwerden führt. Eine große Rolle spielen chemische Zusatzstoffe in Lebensmitteln wie Farbstoffe, Konservierungsstoffe, Emulgatoren und Geschmacksverstärker, sodass die meisten MCS-Patienten auf Fertigprodukte verzichten müssen und auf biologisch angebaute Frischkost angewiesen sind.

Im Prinzip kann jede Substanz dieser Welt als Auslöser (Trigger) auftreten und die Lebensqualität deutlich einschränken. Doch die meisten unverträglichen Umweltschadstoffe bestehen aus Schwermetallen wie beispielsweise Quecksilber (aus Amalgamfüllungen) Cadmium (aus Nüssen), Palladium (aus Zahnersatz und Autoabgaben), Blei (aus Trinkwasser und Gemüse), Zinn und Nickel.

Darüber hinaus führen bei vielen MCS-Patienten auch Herbizide, Pestizide, Schimmelpilze, Holzschutzmittel, Teppichkleber, Baumaterialien und diverse andere Wohngifte zu Beschwerden. Als wäre die Belastung mit einer schädlichen Substanz noch nicht genug, kommt es bei vielen MCS-Patienten zu einer gegenseitigen Potenzierung, wenn eine Kombination von mehreren Schadstoffen vorliegt. Leider ist es keine Seltenheit, dass eine Kombination von Blei, Quecksilber plus Palladium vorliegt.

Auffallend ist, dass zusätzlich zu den Belastungen mit Chemikalien und Schwermetallen häufig chronische Infektionen mit Viren (Epstein-Barr-Virus, Herpesviren), Parasiten, Bakterien, Borrelien oder Pilzen auftreten. Einige Fachleute gehen davon aus, dass derartige Infektionen als Begleiterkrankungen der MCS zu betrachten sind, teilweise soll MCS auch als eine Folgeerkrankung der Borreliose entstehen. Sicher bedingt eins das andere, denn es gibt keinen Zweifel daran, dass Schwermetalle zu einer extremen Schwächung des Immunsystems führen.

Auch eine deutliche Beeinträchtigung der Darmflora wird bei vielen MCS-Patienten beobachtet, sodass sich hier der lästige Candida-Hefepilz sehr leicht ausbreiten kann und auch zu einem geschwächten Immunsystem führt. Beim Candida geht man davon aus, dass dieser gezielt vom Organismus eingesetzt wird, um den Körper vor weiteren Schäden durch die Schwermetalle zu schützen.

Durch das Vorhandensein der Schwermetalle in Kombination mit dem Candida und der gestörten Darmflora kommt es oftmals zu einer durchlässigen Darmschleimhaut, was als Leaky Gut Syndrom bezeichnet wird. Geht es nach der amerikanischen Ärztin Jean Munroe, so sind sehr viele MCS-Patienten vom Leaky Gut betroffen, in ihrer Praxis geht sie von einem Anteil von 70 % aus.

Symptome wie Kopfschmerzen, kurzfristige Müdigkeit, Schwindel, Brechreiz, Magen- und Darmkrämpfe und Übelkeit gelten als vergleichsweise geringfügige Beeinträchtigungen. Doch bei vielen MCS-Patienten bleibt es nicht allein bei diesen Beschwerden, sondern es kommt häufig zu weitaus bedrohlicheren und die Lebensqualität stark beeinträchtigenden Reaktionen wie Atemnot, Depressionen, Ohnmacht, Angstzuständen, chronischer Müdigkeit und Wahrnehmungsstörungen. Die Vielfalt der körperlichen Reaktionen wird darauf zurückgeführt, dass nicht nur die Schleimhäute und Haut betroffen sind, sondern auch zahlreiche Funktionssysteme des gesamten Organismus.

Je nach Ausprägung der MCS ergibt sich eine massive Einschränkung der Lebensqualität und ein extrem hoher Leidensdruck. Bei einer schwerwiegenden MCS-Erkrankung ist ein normales soziales Leben nicht mehr möglich, sodass die Krankheit nicht nur soziale Isolation, sondern aufgrund der oftmals langjährigen Erwerbsunfähigkeit, häufig auch den finanziellen Ruin bedeutet.

So unterschiedlich sich die Symptome bei den Betroffenen auch äußern, so ist ihnen dennoch gemein, dass sie als organisch bedingte Überempfindlichkeit gegenüber Umweltsubstanzen auftreten, die der Körper vor Ausbruch der Krankheit noch vertragen hat.

Als ein weiteres sicheres Zeichen für das Vorhandensein von MCS gilt, wenn die Symptome immer wieder auftreten, sobald der Körper mit den jeweiligen Substanzen konfrontiert wird. Genauso charakteristisch ist es für MCS, wenn eine deutliche Besserung eintritt, sobald der entsprechende auslösende Stoff gemieden wird.

Ein großes Problem besteht jedoch darin, dass die jeweiligen Substanzen nicht immer bewusst gemieden werden können.

Dies betrifft insbesondere Chemikalien und Duftstoffe, mit denen man in der Öffentlichkeit zwangsläufig in Kontakt kommt, denn überall in öffentlich zugänglichen Räumlichkeiten und Verkehrsmitteln ist man ihnen unweigerlich ausgesetzt. Demzufolge bleibt schwer erkrankten MCS-Patienten häufig nichts anderes übrig, als sich möglichst von der Außenwelt abzuschotten und sich weitestgehend ihr eigenes Lebensumfeld einzurichten, wo sie möglichst in einer schadstofffreien Umgebung leben können.

Trotz der stetig zunehmenden Zahl weiterer MCS-Patienten weltweit gilt die Erkrankung noch immer als weitestgehend unerforscht und untertherapiert. Man weiß allerdings, dass bei vielen Betroffenen vor Ausbruch der MCS ein Initialereignis auftrat, sei es beispielsweise in Form einer längerfristigen Antibiotikatherapie, einer schutzlosen Entfernung von Amalgamfüllungen, einer Virusinfektion oder einer länger andauernden Belastung mit Schadstoffen am Arbeitsplatz oder im Wohnumfeld.

Warum nicht alle Menschen in derartigen Situationen an MCS erkranken, ist nicht eindeutig erwiesen, allerdings gehen Umweltmediziner davon aus, dass hier auch eine bestimmte genetische Disposition eine Rolle spielt. Hier bildet insbesondere die unzureichende Entgiftungskapazität eine wesentliche Grundlage, denn Schadstoff-Ablagerungen sind hauptsächlich bei Menschen anzutreffen, die nicht über bestimmte genetisch bedingte Entgiftungsenzyme verfügen.

Nach bisherigen Erkenntnissen gilt MCS als nicht heilbar. Doch je frühzeitiger die Erkrankung diagnostiziert und therapiert wird, umso besser stehen die Chancen, dass man trotz dieser schweren Erkrankung ein akzeptables Leben führen kann und im Alltag nicht vollständig eingeschränkt wird. Von großer Bedeutung ist eine sogenannte multimodale Behandlung, bei der verschiedene Therapien und Fachrichtungen miteinander kombiniert werden. Je nach Krankheitsbild und Leidensdruck ist es sinnvoll, neben einem Umweltmediziner auch einen Internisten, Neurologen und Ernährungsberater aufzusuchen.

Fibromyalgie

Schätzungen gehen davon aus, dass in Deutschland zwischen 2 und 3 Millionen Menschen von Fibromyalgie betroffen sind, dennoch ist die Erkrankung noch immer sehr unbekannt.

Fibromyalgie wird auch als „Weichteilrheuma“ bezeichnet und leitet sich aus dem Griechischen (Algos – Schmerz) und Lateinischen (Fibra – Faser) ab. Im Gegensatz zu Rheuma kommt es bei der Fibromyalgie nicht zu einer Zerstörung der Gelenke.

Bis heute wird die Fibromyalgie in der medizinischen Fachwelt kontrovers diskutiert, sodass man sich bislang über eine Zuordnung der Krankheit nicht abschließend einigen konnte. Unabhängig hiervon führt die Weltgesundheitsorganisation (WHO) Fibromyalgie als eine eigenständige Erkrankung auf.

Hauptsächlich ist Fibromyalgie eine chronische Schmerzerkrankung, die insbesondere durch Muskel-, Bindegewebs- und Knochenschmerzen charakterisiert ist. Die Schmerzen verteilen sich großflächig und betreffen gleichzeitig mehrere Körperstellen, vorrangig jedoch den Rücken- und Nackenbereich und die Wirbelsäule. Typisch sind auch Schmerzen der Schulter-, Ellenbogen-, Hand-, Knie- und Sprunggelenke. Darüber hinaus können auch die Gesichts- und Kiefermuskulatur sowie der Hinterkopf und der Brustbeinbereich betroffen sein.

Dabei stehen die Schmerzen an der Muskulatur und den Sehnenansätzen im Vordergrund. Obwohl die Gelenke direkt nicht beeinträchtigt sind, sondern stattdessen die gelenknahen Bereiche, sind deutliche Bewegungseinschränkungen charakteristisch.

Hinzu kommen bei vielen Betroffenen diverse weitere Beschwerden, wie insbesondere chronische Müdigkeit, Erschöpfung, Abgeschlagenheit und Unwohlsein. Auch Verdauungsbeschwerden, Muskelkrämpfe, Durchschlafstörungen, Juckreiz der Haut, Konzentrationsproblemen und weitere Symptome prägen die Fibromyalgie und führen zu einer starken Einschränkung der Lebensqualität.

Frauen sind bis zu achtmal häufiger betroffen als Männer, und es gibt einige Hinweise darauf, dass die Krankheitsanlage möglicherweise über die weibliche Erblinie weitergegeben wird.

Grundsätzlich kann die Krankheit in jedem Alter auftreten, aber die Erstdiagnose findet zumeist im mittleren Lebensalter statt. Die Erkrankung beginnt zunächst schleichend und unauffällig, sodass die diffus auftretenden Symtome besonders in der Anfangsphase von den behandelnden Therapeuten nur unzureichend gedeutet werden. Bis zur vollständigen Ausbildung des Krankheitsbildes und der Diagnose dauert es durchschnittlich sieben Jahre.

Die Ursachen der Fibromyalgie werden sehr kontrovers diskutiert. Umweltmediziner führen die Krankheit auf eine Belastung mit Schadstoffen zurück, häufig wird bei den Patienten Quecksilber als Ursache identifiziert. Man vermutet, dass dieses in den Muskelgewebsschichten, den Ansätzen der Sehnen sowie den Bereichen, wo Muskeln mit Nerven verbunden sind, abgelagert ist. Der in diesem Buch mehrfach zitierte Dr. med. Dietrich Klinghardt konnte durch eine intensive Quecksilberentgiftung alle von ihm betreuten Fibromyalgie-Patienten (seinerzeit über 1.000) innerhalb von nur 4 Monaten vollständig heilen. Und was sind schon 4 Monate im Vergleich von vielen Jahren Leidensweg, den viele Fibromyalgie-Patienten bereits hinter sich haben?

Chronische Müdigkeit

Bei vielen umwelterkrankten Menschen kommt es zu einer sehr stark ausgeprägten Müdigkeit, die als chronische Müdigkeit (CFS) oder Fatigue bezeichnet wird. Auch hinter einem Burn Out verbirgt sich in vielen Fällen nichts anders als eine umweltbedingte chronische Müdigkeit. Manchmal ist es die extreme Müdigkeit, die irgendwann einen aufmerksamen Therapeuten aufhorchen lässt und den Verdacht auf eine Umwelterkrankung lenkt.

Die Müdigkeit bei diesen Personen ist derart stark ausgeprägt, dass es für die betroffenen Menschen fast unmöglich wird, den bisherigen Alltag zu bewältigen. Die Erkrankung kann sogar derart ausgeprägte Erscheinungsformen entwickeln, dass das Leben nur noch als eine Belastung empfunden wird. Schon morgens beim Aufstehen fehlt jegliche Kraft. Erst durch mehrmaliges Wecken des Partners oder durch das Aufstellen mehrerer Wecker gelingt es, irgendwann das Bett zu verlassen.

Doch kaum ist man auf den Beinen, überfällt einen wieder ein schwerer Müdigkeitsanfall, der dazu zwingt, sich schnellstmöglich auf die nächste Couch zu begeben. Die restlichen Stunden des Tages schleppt man sich irgendwie durch, ohne irgendetwas Produktives leisten zu können. Die chronische Müdigkeit bestimmt das Leben und das, was davon noch übriggeblieben ist. Denn von einem erfüllten Leben mit einem interessanten Beruf, einer aktiven Familie und spaßmachenden Freizeitaktivitäten kann in diesem Zustand nicht mehr die Rede sein.

Das Frustrierende daran ist, dass sich kaum eine Besserung einstellt. Bei vielen Betroffenen kommt es auch trotz diverser Maßnahmen nicht zu einer Linderung der chronischen Müdigkeit. Auch ein erholsamer Urlaub, regelmäßiges Ausschlafen, die Beseitigung eventuell vorhandener Durchschlafstörungen und rechtzeitiges Zubettgehen bleiben ohne den erhofften Erfolg. Selbst diverse Aufputschmittel zeigen nicht die sonst übliche Wirkung.

Um der chronischen Müdigkeit auf die Spur zu kommen, wird in der Schulmedizin die übliche Apparate- und Labordiagnostik herangezogen. Außer geringfügigen Nährstoffmängeln zeigen sich hier jedoch meistens keine Auffälligkeiten, die eine Erklärung geben würden für diesen desolaten Gesundheitszustand.

Dass die chronische Müdigkeit mit einer Schadstoffbelastung in Zusammenhang stehen kann, wird zumeist nur durch einen großen Zufall aufgedeckt.

Chronische Müdigkeit ist häufig auch eine Folgeerscheinung einer chronischen Virusinfektion. Am bekanntesten ist hier das Epstein-Barr-Virus (EBV), welches das Pfeiffersche Drüsenfieber auslöst. Entgegen der weit verbreiteten Meinung, dieses Virus würde nur einmal im Leben aktiv, weiß man heute, dass es auch zu einer Reaktivierung kommen kann. Darüber hinaus können auch Chlamydien, der Candida-Hefepilz und Borrelien für eine chronische Müdigkeit (mit-)verantwortlich sein.

Polyneuropathie

Polyneuropathie ist eine neurologische Erkrankung, die schleichend beginnt und langsam fortschreitet, sodass sie oftmals erst in einem späten Stadium diagnostiziert wird. Äußern sich anfangs nur sehr diffuse Symptome wie Kribbeln und Taubheitsgefühle, die vornehmlich in den Armen und Beinen auftreten, weiten sich diese Anzeichen im Laufe der Zeit mit Schmerzen in verschiedenen anderen Körperbereichen aus.

Die Beine ermüden schnell, die anfänglich kaum auffallenden Gehstörungen zeigen sich immer deutlicher. Außerdem kann es zu Beeinträchtigungen der Geschmacksnerven und des Geruch-empfindens kommen, sodass das Essen stetig gleich schmeckt. Bei einigen Betroffenen kommt es außerdem zu einer gestörten Schweißregulation und Blasen- und Darmentleerung. Besonders gefürchtet sind mögliche Lähmungen der Beine.

Die Ursache dieser vielfältigen Symptome liegt in der Schädigung der Nerven, wobei der Nerv selbst oder die Nervenhülle betroffen sein kann.

Für die Entstehung einer Polyneuropathie werden in der Literatur über 200 verschiedene Ursachen genannt. Mit über 30 % machen insbesondere Diabetiker einen Großteil der an Polyneuropathie Erkrankten aus. An zweiter Stelle steht mit ca. 22 % die unbekannte Ursache, gefolgt von Patienten, deren Polyneuropathie durch übermäßigen Alkoholkonsum entstanden ist. Dass auch Vergiftungen zu dieser schwerwiegenden Erkrankung führen können, wird allzu oft vernachlässigt, sodass in der Fachliteratur lediglich von einem Anteil von 2 % ausgegangen wird, die Dunkelziffer jedoch dürfte sehr hoch sein.

Zum Leidwesen dieser Patienten bleibt eine umfassende Diagnostik im Hinblick auf eine mögliche toxische Belastung allzu oft aus, sodass diese Personen nie erfahren, warum sie eigentlich an Polyneuropathie erkrankt sind.

Dies liegt einerseits daran, dass man die Auswirkungen zahlreicher Schadstoffe gar nicht kennt und diese nicht in einen Zusammenhang mit einer Polyneuropathie bringt. Andererseits ist es aber auch die fehlende Kenntnis, dass diverse Schadstoffe oder Schadstoffkombinationen zu dieser Erkrankung führen können, infolgedessen eine umfangreiche Suche nach der Krankheitsursache ausbleibt.
Hinzu kommt, dass eine toxische Polyneuropathie als vergleichsweise selten angesehen wird. Im Zuge und parallel zu der stetig wachsenden Zunahme von Schadstoffen in unserer Umwelt ist zukünftig von einer deutlichen Steigerung von toxisch bedingten Polyneuropathien auszugehen.

Die derzeitige unzureichende Berücksichtigung einer möglichen Schadstoffbelastung als Ursache der Polyneuropathie führt bei den betroffenen Patienten zu fatalen Auswirkungen. Indem eine adäquate Behandlung, bestehend aus Elimination und Vermeidung der jeweiligen Schadstoffe ausbleibt, kann die Polyneuropathie unaufhaltsam weiter fortschreiten und zu irreparablen neurologischen Schäden und einer kompletten Invalidität führen. Im Umkehrschluss heißt dies auch, dass bei vielen Betroffenen durch die Beseitigung der Schadstoffe eine Verbesserung der Symptome erreicht werden könnte.

Da sehr viele Schadstoffe neurotoxisch wirken, muss die Diagnose bei einem Verdacht auf eine toxische Polyneuropathie entsprechend umfangreich ausfallen. Hilfreich ist hier einerseits eine sehr ausführliche Anamnese, wo gezielt auf mögliche Kontakte mit Schadstoffen geachtet wird. Ein großes Problem besteht jedoch darin, dass viele Betroffene gar nicht wissen, dass sie jemals mit schädlichen Substanzen in Kontakt waren.

Vorrangig werden in einer umweltmedizinischen Diagnostik Schwermetallbelastungen durch Blei, Quecksilber, Palladium und Cadmium untersucht. Aber auch Schadstoffe wie z. B. Holzschutzmittel, Chlor, Pestizide, Herbizide, Lösungsmittel, Bisphenol A (BPA) und polychlorierte Biphenyle können relevant sein.

Wichtig ist also die detaillierte Suche nach dem möglichen Schadstoff. Denn was nicht gesucht wird, kann nicht gefunden werden, was letztendlich zum Ausbleiben einer adäquaten Therapie führt.

Gelingt es schließlich, den Auslöser herauszufinden, kann die Prognose auf eine allmähliche Rückbildung der Symptome sehr günstig sein. Inwieweit der Gesundungsprozess positiv verlaufen kann, hängt einerseits von der konsequenten Beseitigung und zukünftigen Vermeidung der Schadstoffe ab, sowie von der Schwere der bereits eingetretenen Nervenschädigungen und dem Ausmaß der Schadstoffbelastung.

Pyrrolurie (HPU, Kryptopyrrolurie)

Die Stoffwechselstörung Pyrrolurie wird auch als Kryptopyrrolurie, HPU oder Malvaria bezeichnet und ist eine genetisch bedingte enzymatische Störung im Hämoglobin-Stoffwechsel.

Pyrrolurie-Experten gehen davon aus, dass ca. 10 % der Bevölkerung von dieser vererbbaren Störung betroffen sind und Personen mit Umwelterkrankungen immer eine Pyrrolurie aufweisen. Denn die Pyrrolurie bildet die Basis für eine derart eklatante Entgiftungsschwäche, wie sie bei Umweltpatienten anzutreffen ist. Insofern ist es bei Umwelterkrankungen immer ratsam, auch die Pyrrolurie abzuklären. Hierzu gibt es einen einfachen Urintest, der in nur sehr wenigen spezialisierten Laboren angeboten wird. Die Kosten (ca. 30,-- Euro) für diesen Test übernehmen die Krankenkassen nicht.

Über den Urin der Pyrrolurie-Betroffenen werden Pyrrole ausgeschieden und dem Körper damit Zink und B6 entzogen. Dies führt zu einem eklatanten chronischen Mangel an Zink und B6, der auch über eine gezielte Ernährung nicht kompensiert werden kann. Die einzige wirksame Therapie besteht darin, lebenslänglich diese Substanzen in Form von speziellen Pyrrolurie-Präparaten (z. B. Pyridoxal5phosphat, die aktive Form von Vitamin B6 und Zink) zu ergänzen, denn sie sind lebenswichtige Co-Faktoren für über 200 Enzyme. Fehlen dem Organismus diese wichtigen Nährstoffe, kommt es zu zahlreichen Störungen im Stoffwechsel und bei enzymbedingten Abläufen.

Die dadurch auftretenden körperlichen Symptome sind sehr vielfältig und reichen von ADHS, psychischen Störungen, Burn-Out-Syndrom, Nahrungsmittelintoleranzen, Chronischem Müdigkeitssyndrom, Lern- und Konzentrationsschwierigkeiten, fehlender Traumerinnerung bis zur Antriebslosigkeit. Allesamt Symptome, die auch die meisten Umweltpatienten kennen.

Da eine Pyrrolurie selten erkannt wird, laufen diese Betroffenen häufig jahrelang von einem Therapeuten zum nächsten, um die Ursache ihrer vielschichtigen gesundheitlichen Beschwerden herauszufinden.

Erbliche Begünstigung einer chronischen Vergiftung

Bei Personen mit einer chronischen Vergiftung rückt immer mehr die genetische Disposition der Entgiftungskapazitäten in den Fokus. Dabei geht es um eine verminderte Entgiftungskapazität der Leber, die genetisch bedingt ist. Durch eine reduzierte Enzym-Aktivität des sog. Cytochrom P450 sind die betroffenen Patienten nicht in der Lage, die im Körper aufgenommenen Schadstoffe ausreichend zu entgiften.

Auch im Zusammenhang mit der Detoxifizierung kanzerogener Substanzen werden die Cytochrom P450 Enzyme immer öfter in Verbindung gebracht. Das P450-Enzym wird auch als das Entgiftungsenzym bezeichnet, weil es im Entgiftungsstoffwechsel eine so zentrale Rolle spielt. Personen mit der erblich bedingten Stoffwechselstörung „Pyrrolurie“ bzw. „HPU“ weisen nach bisherigen

Erkenntnissen grundsätzlich einen Defekt des P450-Enzyms auf. Neben dem P450-Enzym-Defekt führt auch ein vermindertes Vorhandensein der Glutathion-S-Transferasen zu einer unzureichenden Entgiftungs-kapazität des Körpers. Dabei kann die Glutathion-S-Transferase entweder herabgesetzt sein oder sogar komplett fehlen.

Liegt also eine genetisch bedingte Einschränkung der Entgiftung vor, können durch Schwermetalle, chemische Schadstoffe sowie Infektionen wie beispielsweise Borrelien oder den Epstein-Barr-Virus (EBV) die Entgiftungsmechanismen des Körpers völlig überfordert werden.

Personen, bei denen genetisch bedingt eine Entgiftungsschwäche vorliegt, müssen stetig dafür sorgen, dass der Körper von belastenden Schadstoffen befreit wird. Denn nur so kann der Körper seinen Stoffwechsel optimal regulieren, um chronische Erkrankungen zu vermeiden.

Schwermetalle in Verbindung mit chronischen Infektionen und Erkrankungen

Schwermetalle spielen bei vielen Krankheiten eine große Rolle. Geht es nach dem bekannten Umweltmediziner Dr. med. Dietrich Klinghardt, so steht jede chronische Erkrankung mit Schwermetallen in Verbindung.

Bereits 2001 und 2003 sagte er während seiner bekannten Vorträge in Zürich: „Könnten Schwermetalle bei meiner Multiplen Sklerose oder bei meinem Morbus Crohn eine Rolle spielen? Die Frage wurde beantwortet: *Schwermetalle spielen bei allen chronischen Erkrankungen eine Rolle*, z. B. bei chronischem Morbus Crohn, chronischen Rückenschmerzen, lymphatischer Leukämie etc. Vergesst nie, dass die Schwermetallvergiftungen in unserem Körper zu chronischen Infektionen führen, dazu gehören auch Pilze, Bakterien, Mykoplasmen und Viren. Der größte Fehler, der gemacht wird in der Medizin, ist dann, wenn die Infektion behandelt wird, ohne das Milieu zu verändern durch die Entfernung der Schwermetalle.“

Dr. Dietrich Klinghardt gehört zu den bekanntesten Umweltmedizinern weltweit. Er war einer der Pioniere auf diesem Gebiet und verfügt über ein umfangreiches Spezialwissen, das von den betroffenen Patienten sehr geschätzt wird. In seinen o. g. Zitaten während seiner Züricher Vorträge bringt er einige der wichtigsten Aspekte der Schwermetallvergiftungen auf den Punkt.

Nachfolgend erhalten Sie umfangreiche Informationen über die Zusammenhänge von Erregern und Pilzen zu Schwermetallen. Denn eine Entgiftung ist nur dann von Erfolg gekrönt, wenn diese Aspekte berücksichtigt werden.

Chronische Vergiftungen treten oft in Kombination mit chronischen Infektionen auf wie Chlamydien, Candida-Hefepilzen und dem Epstein Barr Virus (EBV) und Borrelien. Und Erfahrungen umweltmedizinisch ausgerichteter Therapeuten zeigen immer wieder, dass sich diese chronischen Infektionen nur dann tatsächlich erfolgreich therapieren lassen, wenn die chronische Vergiftung beseitigt wird.

Man vermutet, dass Krankheitsentstehungen aufgrund von Schwermetallen darauf zurückzuführen sind, dass sich nicht nur freie Radikale bilden, sondern auch Stickstoffradikale entstehen. Resultierend aus den Stickoxiden wird das hochtoxische Peroxinitrit gebildet, was zu einer Schädigung der Mitochondrien führen kann. Je nach individueller Konstitution entstehen somit durch die Schwermetalle Gewebs- und Gefäßschädigungen mit der Folge, dass ein oder mehrere Organe erkranken.

Zu den häufigsten Erkrankungen, bedingt durch Intoxikationen, zählen Herz-Kreislauf-Krankheiten, neurodegenerative Krankheiten, Tumorerkrankungen, Hauterkrankungen wie Neurodermitis und Schuppenflechte, Arthrose, sowie Alzheimer und Parkinson.

Tatsache ist, dass der Zusammenhang von Schwermetallen und Krankheiten durch viele Studien belegt ist, wenngleich dies in der Öffentlichkeit nicht so bekannt ist. Trotz dieser bereits seit vielen Jahren vorliegenden Erkenntnisse wird die Auswirkung von Schwermetallen auf die Gesundheit immer noch viel zu wenig berücksichtigt und von verschiedenen Seiten nicht nur ignoriert, sondern auch dementiert.

Wer, wie ich selbst, von einer schweren chronischen Schwermetallvergiftung betroffen ist, kann jedoch nicht einfach über diese Ignoranz hinweggehen. Denn nicht nur meine eigene Gesundheit wurde durch die regelmäßigen Ausleitungen gravierend verbessert (mir wurde dadurch immerhin mein Leben gerettet!), sondern ich habe im Laufe der vielen Jahre sehr viele weitere Betroffene kennengelernt.

Sie waren von den unterschiedlichsten Krankheiten betroffen, angefangen bei Fibromyalgie über Depressionen, chronische Müdigkeit, Neurodermitis, Schuppenflechte, Reizdarm, Gelenkerkrankungen, Morbus Crohn, Migräne, Tumorerkrankungen, Multiple Sklerose, Allergien, Bluthochdruck, Trigeminusneuralgie bis hin zu massiven Nahrungsmittelunverträglichkeiten.

In den meisten Fällen waren diese mir bekannten Personen durch reinen Zufall auf die Ursache ihrer Erkrankungen gestoßen und konnten häufig beeindruckende gesundheitliche Verbesserungen erfahren, sobald die Schwermetalle und/oder andere belastende Schadstoffe aus dem Körper ausgeleitet wurden.

Anstatt durch den Hausarzt oder Facharzt auf die Ursache aufmerksam zu werden, war es oft ihrem eigenen Suchen zu verdanken, dass sie auf das Thema Schwermetalle gestoßen waren.

Schwermetalle als Ursache von Candida

Eine Infektion mit Candida-Hefepilzen ist eine Erkrankung mit vielen Gesichtern, sodass man auch sagen kann, sie ist eine Erkrankung wie ein Chamäleon. Obwohl sich die Symptome bei jedem Menschen anders äußern, haben fast alle Betroffenen eines gemeinsam: Sie leiden unter einer extremen Energieeinschränkung und wissen nicht, warum. Genau dieses Beschwerdebild wird allerdings auch durch Schwermetalle ausgelöst, sodass man gar nicht sagen kann, was für die Symptome tatsächlich verantwortlich ist.

Es gibt viele Ursachen für das Entstehen von Candida-Hefepilzen wie u. a. durch die Einnahme von Antibiotika oder Cortison. Dass die Ursache häufig in dem Vorhandensein von Schwermetallen liegt, wird noch viel zu selten in Betracht gezogen. Informierte Therapeuten berücksichtigen gerade bei vermeintlich therapieresistenten Fällen die neuesten Erkenntnisse, nach denen die Ursache einer Candida-Infektion in einer unerkannten Schwermetallbelastung zu sehen ist.

Deshalb empfehlen sie, bei einem Candida-Verdacht gleichzeitig auch nach einer Schwermetallbelastung zu suchen. Dieser anscheinend immer noch recht unbekannte Ansatz in der Candida-Therapie eröffnet somit wichtige Perspektiven, um die Pilz-Infektion erfolgreich und nachhaltig zu behandeln. Von candidabelasteten Personen ist bekannt, dass sie häufig überaus große Schwermetallmengen aufweisen. Diese Erkenntnis ermöglicht besonders bei bislang therapieresistenten Candida-Therapien einen Behandlungserfolg.

Dass die Ursache von Candidainfektionen in einer chronischen Schwermetallvergiftung liegen kann, hat im Übrigen schon vor Jahren der ärztliche Leiter der Schweizer Paracelsus-Klinik in Lustmühle bei St. Gallen, Dr. Thomas Rau, in mehrjährigen Forschungen entdeckt.

Bei zahlreichen Untersuchungen von Candidabetroffenen wurden Schwermetallbelastungen festgestellt, insbesondere betraf dies Quecksilber. Tatsächlich haben Schwermetalle und Candida eine enge Beziehung. Dort, wo Schwermetalle angesiedelt sind, sind die Candidapilze nicht mehr weit und meistens ist es auch umgekehrt. Durch Schwermetalle entsteht ein energiearmes Milieu, indem *sie zelluläre Atmungsvorgänge blockieren.* Und dieses Milieu ist die Ursache für immer wieder gescheiterte Candida-Therapien.

Solange Schwermetalle im Körper vorhanden sind, können Candida-Hefepilze nicht auf Dauer erfolgreich beseitigt werden.

Dr. Rau geht aufgrund seiner Studien schließlich soweit, dass er Krankheitssymptome, die vielfach dem Candidapilz zugeschrieben werden, auf eine Schwermetallvergiftung zurückführt. Erst wenn die Schwermetalle ausgeleitet werden, kann der Patient gesünder werden und sich dauerhaft vom Candida befreien.

Die mehrjährigen Forschungsarbeiten von Dr. Rau belegen außerdem, dass der Candida gar nicht immer der so negative schädliche Mitbewohner des Darms ist, als der er meistens dargestellt wird. Während der Schwermetallbelastung ist der Candida nämlich eine wichtige Hilfestellung und ein natürlicher Schutz für den Organismus, um diesen vor den Schäden der Schwermetalle zu schützen und um diese auszuleiten. Dies geschieht, indem der Candida Schwermetalle bindet und sie über den Darm und den anschließenden Stuhlgang ausscheidet. So schützt der Candida einerseits den Körper, andererseits produziert er aber auch selbst weitere Giftstoffe, die den Organismus belasten können.

Während der Schweizer Studie wurden auch Personen untersucht, die keine Symptome hatten. Das Ergebnis war einmalig und beeindruckend zugleich, weil dieser Aspekt zuvor noch nie untersucht worden war: Bei den Probanden, bei denen eine Candidainfektion festgestellt wurde, lag gleichzeitig auch eine hohe Belastung mit Schwermetallen wie Quecksilber und Zinn vor. Diese Personen hatten vermutlich ein effektiveres Entgiftungssystem, um sich von den Schwermetallen zu befreien oder die Menge der Schwermetalle war noch nicht so groß, sodass sie in der glücklichen Lage waren, (noch) keine Symptome zu entwickeln.

Aufgrund der Forschungsergebnisse kam Dr. Rau zu dem Fazit, dass die klassischen antimykotischen Therapien kontraproduktiv sind: „Der natürliche Schutz gegen Schwermetallbelastung wird dadurch vernichtet, und beim Abtöten werden massiv Gifte, Zerfallsprodukte der Pilze und zuvor gebundene Quecksilberkomplexe im Körper freigesetzt." *Nach der Ausleitung der Schwermetalle verlassen nach den Erfahrungen von Dr. Rau die Candidapilze den Körper dann ganz automatisch.*

Dass Pilze Schwermetalle binden können, hat man schon vor mehreren Jahrzehnten in der Industrie entdeckt und für verschiedene Zwecke genutzt. Der Universität Zürich gelang es mit Hilfe von Pilzen, Schwermetalle aus der Filterasche von Müllverbrennungsanlagen zu entfernen.

In den USA werden „Pilzcocktails" in stillgelegten Bergwerken eingesetzt, in denen noch Restbestände aus Metallen erwirtschaftet werden sollen. Aus der Pilzlösung, die das schwermetallhaltige Bergwerkgestein durchläuft, können anschließend die gewünschten Metalle herausgefiltert werden.

Aufgrund der Symbiose von Schwermetallen und Candida sollte bei einem Verdacht auf eine Hefepilzinfektion also unbedingt nach möglichen Schwermetallbelastungen gesucht werden (siehe Kapitel Diagnose einer Schwermetallvergiftung).

Borreliose und Schwermetalle

Schadstoffe stehen im Verdacht, Borreliose-Symptome zu verstärken als auch die Ursache für das schubweise Auftreten von borreliosetypischen Symptomen zu sein.

Spätestens, wenn sich eine Borreliosetherapie erfolglos erweist oder noch Restsymptome vorhanden sind, sollte daher eine mögliche Schwermetallbelastung abgeklärt werden.

Warum nun eine Borreliose mit einer chronischen Schwermetallbelastung einhergehen kann, hat vermutlich mehrere Gründe. Einer der wichtigsten liegt im Immunsystem selbst, denn Schwermetalle führen unweigerlich zu einer dauerhaften Schwächung des Immunsystems und einer gestörten Regulationsfähigkeit des Körpers.

Die Schwächung des Immunsystems wird in den meisten Fällen zudem verstärkt, indem im Zusammenhang mit den Schwermetallen zusätzlich Candida-Hefepilze vorhanden sind, die zu einer Beeinträchtigung des im Darm ansässigen Immunsystems führen.

Ein intaktes Immunsystem ist die beste Voraussetzung, erst gar nicht an einer Borreliose zu erkranken.

Herpes

Viele schwermetallbelastete Patienten sind aufgrund des geschwächten Immunsystems geradezu von einem ganzen Cocktail an „Mitbewohnern" betroffen. Am häufigsten sind Herpesviren anzutreffen.

Diese sind hauptsächlich bekannt aufgrund der immer wieder auftretenden Lippenbläschen. Dabei können Herpesviren nicht nur für lästige und unschön anzusehende Hautveränderungen sorgen, sondern neben Windpocken und Gürtelrose noch weitaus ernsthaftere Erkrankungen wie insbesondere eine Gehirnentzündung (Enzephalitis) verursachen.

Man unterscheidet die Erreger nach dem Herpes-Simplex-Virus 1 (HSV1) und dem Herpes-Simplex-Virus 2 (HSV2), wobei sich die auftretenden Symptome nur wenig unterscheiden. Ist man einmal mit dem Herpesvirus infiziert, verbleibt dieser lebenslang zumindest als „Schläfer" im Organismus.

Meist ereilt einen, der zur Herpesfamilie gehörende Varizella-Zoster-Virus (VZV) in Form von Windpocken, bereits als Kind. Im weiteren Leben ist man dann zwar immun gegen weitere Windpockenerkrankungen, allerdings kann im Erwachsenenalter genau dieser „Windpockenvirus" eine gefährliche Gürtelrose auslösen.

Als deutlich harmlosere Variante treten Herpesinfektionen in Form von Herpes-Lippenbläschen auf. Dies geschieht, sobald das Immunsystem eine Schwäche aufzeigt und die Herpesviren wieder aktiv werden können. Die meisten durch den Herpes-Virus verursachten Infektionskrankheiten treten im Gesicht, Genitalbereich oder auch am ganzen Körper auf.

Mykoplasmen

Mykoplasmen-Erreger werden als Tröpfcheninfektion von Menschen zu Menschen übertragen. Besonders eine extreme Müdigkeit kann ein erster Hinweis auf eine Infektion sein. Außerdem treten häufig Fieber, Gelenk-, Muskel- und Kopfschmerzen.

Personen mit einer chronischen Müdigkeit (CFS) haben nicht selten eine Mykoplasmen-Infektion.

Epstein-Barr-Virus (EBV)

Der Epstein-Barr-Virus ist bekannt als Auslöser des Pfeiffer`schen Drüsenfiebers. Dass dieser Virus aber noch andere, vielfach auch schwerere Erkrankungen, wie etwa eine Herzmuskelentzündung auslösen kann, wird oftmals nicht in Betracht gezogen.

Der Epstein-Barr-Virus gehört noch immer zu den unterschätzten Erregern. Nach dem Motto „den hat sowieso fast jeder, weil über 90 % der erwachsenen Bevölkerung im Laufe des Lebens damit konfrontiert werden", nimmt man unaufgeregt zur Kenntnis, dass man diesen meist ruhenden Virus in sich trägt.

Dabei wird leider noch viel zu selten bedacht, dass es immer häufiger zu einem chronischen Verlauf einer Epstein-Barr-Virus-Infektion kommt. Erst langsam gibt es zunehmende Erkenntnisse über den Epstein-Barr-Virus in seiner chronischen Form. Immer häufiger wird er in Zusammenhang mit der chronischen Müdigkeit (CFS) gebracht sowie mit bestimmten Tumorerkrankungen (insbesondere Lymphdrüsenkrebs) und Multipler Sklerose.

Häufig sind es die völlige Erschöpfung und chronische Müdigkeit, die Therapeuten zunächst auf eine falsche Fährte leiten

Der EBV in seiner chronifizierten Form tritt oft dann auf, wenn ein Patient mit Schwermetallen belastet ist. Die Chronifizierung bildet sich dann meist erst zurück, nachdem die Schwermetalle erfolgreich ausgeleitet wurden.

Chlamydien

Chlamydien-Erreger werden als Tröpfcheninfektion von Menschen zu Menschen übertragen. Die Symptome einer Chlamydien-Infektion können sehr vielfältig sein und mit unterschiedlichem Schweregrad auftreten. Neben Juckreiz und Brennen während des Wasserlassens, kann eine extreme Müdigkeit auftreten, aber auch Schmerzen in verschiedenen Körperregionen wie u. a. in den Zähnen, verschiedenen Gelenken und in der Herzgegend. Auch leichte Halsschmerzen und Heiserkeit können Anzeichen einer Chlamydien-Infektion sein.

Darüber hinaus geht man auch bei schwerwiegenden Erkrankungen davon aus, dass Chlamydien diese (mit-)verursachen können wie u. a. Alzheimer, Schlaganfälle, Fibromyalgie und Multiple Sklerose.

Eine Diagnose einer Chlamydien-Infektion findet leider in vielen Fällen nicht statt. Dies mag damit zusammenhängen, dass an diesen Erreger einfach nicht gedacht wird. Aber es liegt auch daran, dass die Diagnostik nicht immer eindeutig ist. So sind entsprechende Antikörper nur erkennbar, wenn eine aktive Pneumonie ausgelöst wird. Geschieht dies nicht, bleibt eine Chlamydien-Infektion häufig unentdeckt.

Krebserkrankungen

Dass Krebs aufgrund von einer chronischen Schwermetallvergiftung entstehen kann, steht für viele Experten außer Zweifel. Dabei kann sich Krebs direkt, aber auch indirekt durch die Schwermetalle entwickeln.

Einen besonderen Aspekt bildet dabei die körpereigene Abwehr, die durch das Vorhandensein von Schwermetallen herabgesetzt ist. Denn ist die Anzahl der Abwehrzellen reduziert und ist die Leukozytenaktivität eingeschränkt, kann dies zur Entstehung und zum Wachstum von Tumorzellen führen. Hinzu kommt, dass die Schadstoffe zur Behinderung von DNS-Reparaturvorgängen führen und zwar schon in Mengen, die noch nicht als toxisch und somit unbedenklich eingestuft werden. Als Folge entstehen zunehmend DNS-Schäden, die ebenfalls eine Tumorentstehung begünstigen.

Da einige Schwermetalle den Östrogenrezeptor alpha aktivieren, wird ein Zusammenhang zwischen Brustkrebs und einer chronischen Schwermetall-Intoxikation vermutet. Bei epidemiologischen Untersuchungen konnten auffallend hohe Werte insbesondere von Blei und Quecksilber in Brusttumoren festgestellt werden. Eine entsprechende Studie wurde vor vielen Jahren unter der Leitung von Dr. John Ionescu durchgeführt.

Die Liste der mit Schadstoffen einhergehenden Erkrankungen ließe sich fast unendlich verlängern und würde ein ganzes Buch füllen. Erinnern Sie sich an die zu Beginn dieses Kapitels zitierte Aussage von Dr. med. Klinghardt, in der er sagte, dass alle chronischen Krankheiten auf Schwermetalle zurückzuführen seien.

Schwermetalle und Schwangerschaft

Schwermetalle (insbesondere Quecksilber) sind plazentagängig, gehen also auf das ungeborene Kind über und können dort zu gravierenden Schäden führen. Aus diesem Grund sollten während der Schwangerschaft keine Amalgamfüllungen entfernt oder neu verlegt werden. Doch damit ist die Gefahr nicht gebannt, denn das Ungeborene kann trotzdem mit Quecksilber in Kontakt kommen. Je älter die Amalgamfüllungen der Mutter sind und je poröser sich deren Oberflächen zeigen, umso größer ist das Risiko, dass sich Quecksilber freisetzt und den Fötus erreicht.

Umweltmediziner gehen davon aus, dass sich eine schadstoffbelastete Schwangere über ihr ungeborenes Kind und anschließend über die Muttermilch beim Stillen entgiftet. Dabei vermutet man, dass besonders das Erstgeborene den größten Anteil (ca. 60 % der Quecksilbermenge der Mutter) abbekommt und die nachfolgend Geborenen nicht mehr mit ganz so extremen Schadstoffmengen konfrontiert werden. Lässt die Mutter jedoch nach der ersten Schwangerschaft weitere Amalgamfüllungen legen oder führt ihrem Körper durch andere Quellen Giftstoffe zu, dann trifft es die nachfolgend Geborenen auch entsprechend intensiver.
Säuglinge mit extremen Hauterkrankungen wie insbesondere Neurodermitis, Verhaltensstörungen, Verdauungsproblemen, unruhigen Nächten und vielem mehr sind dann häufig das traurige Ergebnis. Besonders Hautprobleme wie Neurodermitis führen dann auf die richtige Fährte. Aber leider noch immer viel zu selten, weil die hierzu erforderlichen Kenntnisse allzu oft nicht vorhanden sind.

„Neurodermitis-Kinder“ sind viel öfter mit Schadstoffen belastet als es gemeinhin bekannt ist. Und häufig sind dies eben Schwermetalle, die von der Mutter auf das ungeborene Kind übertragen wurden. In der Spezialklinik Neukirchen kennt man diese Fälle zu genüge, denn hier werden seit über 30 Jahren sehr erfolgreich kleine Kinder mit schwerer Neurodermitis behandelt.

Schadstoffbelastete Babys können bei Nichtbehandlung zu auffälligen Kindern werden. Dabei reicht das Spektrum von Hyperaktivität bis hin zu extremer Schüchternheit. Laut Dr. med. Dietrich Klinghardt ist es eines der deutlichsten Anzeichen für eine Quecksilbervergiftung bei Kindern und Jugendlichen, wenn diese eine stark ausgeprägte Schüchternheit zeigen. Weitere Folgen können sich durch Wachstumsverzögerungen, Entwicklungsverzögerungen und Legasthenie zeigen. Aber auch Autismus, eine verringerte Gewichtszunahme und Lernstörungen können ihre Ursachen in einer Schadstoffbelastung haben.

Während die Auswirkungen von Quecksilber auf das Ungeborene umfänglich bekannt sind, weiß man hingegen über die Folgen anderer Schadstoffe kaum etwas. Hinzu kommt, dass sich gesetzliche Richtwerte über die Schädlichkeit entsprechender Substanzen in der Regel an erwachsenen Menschen orientieren, nicht jedoch am Fötus, der im Mutterleib oder später beim Stillen mit Schadstoffen belastet wird.

In diesem Zusammenhang ist auch die Erkenntnis interessant, dass schadstoffbelastete Frauen häufig gar nicht erst schwanger werden. Federführend hat hier die Universitätsklinik Heidelberg mit ihrer Ambulanz für Naturheilkunde umfangreiche Erfahrungen in den letzten etwa 30 Jahren gesammelt. Hier sind die Zusammenhänge zwischen Schadstoffbelastungen (insbesondere Quecksilber) und ungewollter Kinderlosigkeit hinreichend bekannt. Schon manch eine Schwangerschaft wurde allein durch die Entgiftung der Patientinnen erreicht.

Bei Kinderwunsch, bestehender Schwangerschaft und während der Stillzeit sind folgende Empfehlungen zu beachten:

1. Keine Entgiftungstherapien während der Schwangerschaft oder bei Kinderwunsch!

2. Kein Auswechseln von Amalgamfüllungen

3. Damit sich aus den noch vorhandenen Amalgamfüllungen nicht unnötig größere Quecksilbermengen lösen, sollten Vorkehrungen getroffen werden, die in dem Kapitel „Maßnahmen bis zur endgültigen Entfernung der Amalgamfüllungen“ aufgeführt sind.

4. Bei Kinderwunsch sollten die Amalgamfüllungen rechtzeitig (mindestens ein Jahr, besser jedoch zwei Jahre) unter entsprechenden Schutzmaßnahmen entfernt werden. Anschließend ist eine ärztlich betreute Schadstoffausleitung zu erfolgen, wie sie im Kapitel „Entgiftungsmethoden von A-Z“ beschrieben ist.

Symptome einer Schwermetallvergiftung

Symptome, die in Verbindung mit einer chronischen Schwermetallvergiftung stehen, sind so vielfältig und diffus, dass sie auch so manchen Therapeuten regelrecht diffus machen können. Verzweifelt sucht er gemeinsam mit dem betroffenen Patienten nach der Ursache, aber läuft ins Leere, wenn die hierfür notwendigen Erkenntnisse nicht vorhanden sind.

Am Ende heißt es dann nicht selten, dass die Ursache psychischer Natur sei oder auch, dass der Patient mit seinem ominösen Krankheitsbild leben müsse.

Interessanterweise verbessern sich sehr viele dieser Beschwerden, sobald die Ursache beseitigt wird, indem Schwermetalle aus dem Körper ausgeleitet werden. Auch viele chronische Erkrankungen können sich durch eine Entgiftung häufig enorm verbessern.

Die folgende Auflistung zeigt eine Auswahl der Symptome und Erkrankungen, die mit einer Schwermetallbelastung in Verbindung können:

- Abgeschlagenheit
- Ängstlichkeit
- Aggressivität
- Allergien
- Alzheimer
- Antriebslosigkeit
- Aphten im Mund
- Asthma
- Chronische Infektionen
- Chronische Müdigkeit
- Colitis Ulcerosa
- Depressionen
- Ekzeme
- Erschöpfung
- Fibromyalgie
- Gelenkschmerzen
- Geschwollene Lymphknoten
- Haarausfall
- Herzrasen
- Herzrhythmusstörungen

- Hirntumore
- Hormonstörungen
- Immunschwäche
- Infektanfälligkeit
- Kinderlosigkeit, ungewollte
- Koliken
- Konzentrationsstörungen
- Lärmempfindlichkeit
- Lichtempfindlichkeit
- Magen-Darm-Beschwerden
- Metallischer Geschmack im Mund
- Migräne
- Multiple Chemische Sensibilität (MCS)
- Multiple Sklerose
- Muskelerkrankungen
- Nahrungsmittelunverträglichkeiten
- Nasennebenhöhlenentzündungen
- Nervosität
- Neuralgien
- Neurodermitis
- Panikattacken
- Parkinson
- Pilzbefall
- Reizdarm
- Rheuma
- Rückenschmerzen
- Schilddrüsenerkrankungen
- Schlafstörungen
- Schuppenflechte
- Schwindel
- Taubheitsgefühle
- Tinnitus
- Tumorerkrankungen
- Zahnausfall
- Zahnfleischbluten
- Zahnschmerzen

Diagnose einer Schwermetallvergiftung

„Mein Arzt hat mir Blut abgenommen und auch den Urin getestet, aber da waren keine Schwermetalle zu finden“ – kennen Sie das? Diesen Satz habe ich jedenfalls im Laufe vieler Jahre immer wieder von Betroffenen gehört. Und er entstand immer dann, wenn der jeweilige Arzt leider keiner war, der sich ausreichend mit Schwermetallen auskannte.

Fakt ist nämlich, dass anhand „normaler“ Blut- und Urinproben keine chronische Schwermetallbelastung festgestellt werden kann. Die Schwermetalle kursieren nicht in der Blutbahn, sondern befinden sich in Depots und vornehmlich in den Organen Leber, Nieren, Darm und Gehirn, sowie im Bindegewebe. Hier müssen die Schwermetalle zunächst gelöst (also mobilisiert) werden, damit sie über Urin oder Stuhlgang aus dem Körper ausgeleitet und damit messbar werden. Ohne diese Mobilisation sind chronische Schwermetallvergiftungen nicht im Spontanurin oder im Blut zu erkennen.

Um eine chronische Schwermetallintoxikation festzustellen, bedarf es ganz spezieller Testverfahren. Es gibt mittlerweile zwar verschiedene, die in der Lage sein sollen, Schwermetallbelastungen zu diagnostizieren, aber leider zeigt sich in der Praxis immer wieder, dass sie nicht so zuverlässig sind wie sie den Anschein erwecken.

Die Testverfahren, die in der Umweltmedizin praktiziert werden, basieren in der Regel auf der Basis von Chelatbildnern wie EDTA, DMPS und DMSA. Hier macht man sich die Erkenntnis zunutze, dass Chelatbildner in der Lage sind, Schwermetalle aus den Depots wie den verschiedenen Organen und dem Bindegewebe zu mobilisieren. Das heißt, man wendet die gängigen Ausleitungsverfahren an, um eine Schwermetallbelastung nachzuweisen.

Nach einem bestimmten Einnahmeschema erfolgt in Abhängigkeit von dem jeweiligen Präparat eine Sammlung des anschließend ausgeschiedenen Urins bzw. Stuhls. Diese Proben werden dann in speziellen Laboren auf Schwermetalle wie Blei, Quecksilber, Cadmium etc. hin untersucht.

Hierzu muss man wissen, dass der Körper nicht bei jedem Mal tatsächlich Schadstoffe ausscheidet. Wie bereits erwähnt, befinden sich Schwermetalle in Depots und müssen mobilisiert werden.

Besonders bei sogenannten „schlechten Entgiftern“ und bei Personen, deren Ausscheidung aus irgendwelchen Gründen blockiert ist, werden manchmal mehrere Ausleitungen benötigt, bis endlich Schwermetalle zum Vorschein kommen. Gerade aus diesem Grund, weil ihr Körper Schadstoffe nur sehr schlecht ausscheiden kann, ist es bei solchen Patienten ja in vielen Fällen überhaupt erst zu der chronischen Vergiftung gekommen.

Ein weiterer Punkt, der häufig nicht berücksichtigt wird und zu falschen Interpretationen führt, ist die Tatsache, dass bei einer hohen Quecksilberbelastung bei den ersten Ausleitungen hohe Kupferwerte zum Vorschein kommen, Quecksilber hingegen aber kaum in Erscheinung tritt. Chelatbildner binden zunächst Kupfer, und erst wenn diese Depots abgebaut sind, kann Quecksilber gebunden und ausgeschieden werden. Ein hoher Kupferwert bedeutet also häufig eine hohe Quecksilbervergiftung!

Falsche Testergebnisse können übrigens auch auftreten, wenn die Tests nicht in der richtigen Reihenfolge durchgeführt werden. Genaueres hierzu erfahren Sie nachfolgend in der Vorstellung der gängigsten Verfahren, wie sie von Umweltmedizinern zum jetzigen Zeitpunkt durchgeführt werden.

Es ist ratsam, bei einem begründeten Verdacht einer Schwermetallvergiftung und einem negativen Ergebnis das Testverfahren nach einigen Wochen zu wiederholen. Ein Anlass für eine Testwiederholung kann auch dann gegeben sein, wenn trotz negativer Ergebnisse eine vorübergehende Verbesserung der Beschwerden nach einer Ausleitung beobachtet wird. Denn dies kann ein wichtiger Hinweis auf eine Schwermetallbelastung sein.

Fragen Sie am besten einen erfahrenen Therapeuten, der sich mit chronischen Schwermetallbelastungen auskennt, welches Verfahren er zuverlässig anwendet. Grundsätzlich kommen folgende Tests zur Anwendung:

Kaugummitest

Bei dem Kaugummitest macht man sich die Erkenntnis zunutze, dass Quecksilber stetig aus Amalgamfüllungen freigesetzt wird. Auch auf andere Dentalwerkstoffe trifft dies zu, sodass anhand von speziellen Speichelproben eine entsprechende Belastung festgestellt werden kann.
Um ein zuverlässiges Testergebnis zu erreichen, sollte 2 Stunden vor der Verabreichung des Kaugummis keine Nahrung verzehrt werden. Nach Ablauf der 2 Stunden wird eine Speichelprobe entnommen, anschließend das Kaugummi 10 Minuten lang gekauft.

Wichtig ist, dass hierbei kein Speichel verschluckt wird. Dann wird nochmals eine 5 ml Speichelprobe entnommen und zusammen mit der ersten Probe an ein spezialisiertes Labor geschickt.

In den meisten Fällen weist die Probe nach dem Kaugummikauen deutlich höhere Schwermetallwerte auf als die erste Probe. Allerdings enthalten bei Amalgamträgern häufig auch schon die Proben vor dem Kaugummi referenzüberschreitende Quecksilberwerte.

Die Höhe der ermittelten Quecksilberwerte steht häufig in deutlichem Zusammenhang mit der Anzahl der vorhandenen Amalgamfüllungen, als auch mit dem Alter der Füllungen. Denn im Laufe der Jahre kommt es durch Korrosion zu einer vermehrten Abgabe von Quecksilber. Häufig führt dies dazu, dass 10 Jahre alte Füllungen mehr Quecksilber abgeben als mehrere neue Füllungen.

DMPS-Mobilisationstest

Der Chelatbildner DMPS wird nicht nur zu Therapie-, sondern auch zu Diagnostikzwecken bei einer Schwermetallvergiftung eingesetzt. DMPS ist in Kapsel-, Injektions- und Infusionsform erhältlich.

DMPS wird auf nüchternen Magen verabreicht. Die Dosierung erfolgt in Abhängigkeit vom Körpergewicht und von der Darreichungsform. Bei DMPS in oraler Form wird oft 10 mg DMPS pro kg

Körpergewicht veranschlagt, während bei der intravenösen Darreichung 3 mg DMPS pro Körpergewicht gegeben werden.

Von der Darreichungsform hängt ab, zu welchem Zeitpunkt der Urin gesammelt werden muss. Während bei der Kapseleinnahme 2 Stunden nach der Verabreichung der Spontanurin genommen wird, ist bei der intravenösen DMPS-Gabe der Urin bereits nach 30 bis 45 Minuten maßgeblich, um diesen auf Schwermetalle hin zu untersuchen. Wichtig ist in beiden Fällen, dass direkt nach der DMPS-Gabe 150 ml Wasser getrunken werden.

DMPS bindet bevorzugt Kupfer, sodass zu Beginn der Entgiftung häufig sehr hohe Kupferwerte auftreten und Quecksilber noch gar nicht ausgeschieden wird. Erst wenn im Laufe der Zeit das vorhandene Kupfer abgebaut und ausgeleitet wird, kann das DMPS die anderen Schwermetalle erreichen. Sehr oft weist ein extrem hoher Kupferwert auf eine Quecksilberintoxikation hin. Dies wird leider bei der Auswertung von DMPS-Testverfahren nicht immer berücksichtigt und führt dann leicht zu falsch interpretierten Ergebnissen.

Und auch erst wenn das vorhandene Quecksilber ausgeleitet wurde, können die weiteren Schwermetalle erreicht werden wie Blei, Cadmium, Palladium, Nickel etc.

Eindeutig ist der Befund, wenn der Quecksilberwert bei über 50 µg/g Kreatinin liegt. Dann ist von einer Quecksilberbelastung, häufig bedingt durch Amalgam, auszugehen. Liegt der Quecksilberwert jedoch unter 50 µg/g Kreatinin und der Kupferwert über 2.000 µg/g Kreatinin, dann gilt dieses als ein Hinweis, dass aufgrund des hohen Kupfervorkommens und der hohen Affinität des DMPS zu Kupfer nicht ausreichend Quecksilber mobilisiert werden konnte. In diesem Fall ist es wichtig, dass der DMPS-Test in 4 bis 6 Wochen wiederholt wird.

Da DMPS in Kapselform als nicht so aufnahmefähig gilt wie DMPS in Form von Infusionen oder Injektionen, kann ein Testverfahren auf Kapselbasis dazu führen, dass die Ergebnisse nicht ganz so eindeutig sind.

Um zuverlässigere Rückschlüsse ziehen zu können, wird daher von einigen Therapeuten die Verabreichung von DMPS-Infusionen oder DMPS-Injektionen bevorzugt.

DMSA-Mobilisationstest

Auch bei diesem Testverfahren ist es wichtig, eine bestimmte Reihenfolge einzuhalten, um verwertbare Testergebnisse zu bekommen. Wie bereits erwähnt, befindet sich die Umweltmedizin in stetigem Wandel, sodass neue Erkenntnisse auch bei der Durchführung des DMSA-Mobilisationstests zu Veränderungen führen können.

Eine gängige Reihenfolge ist die folgende:

Nach dem morgendlichen Aufstehen und anschließendem Wasserlassen und Stuhlgang werden DMSA-Kapseln mit viel Wasser verabreicht. In den folgenden zwei Stunden wird weiterhin viel Wasser getrunken, aber nichts gegessen. Eine halbe Stunde vor Ablauf dieser Zeit wird ein schwermetallbindendes Präparat wie Chlorellaalgen, Kohletabletten oder Zeolith eingenommen. Nach 30 Minuten und somit insgesamt 2 Stunden nach den DMSA-Kapseln kann wieder normal gegessen werden.

Alternativ zu diesem Vorgehensschema können nach einem Stuhlgang und mindestens vier Stunden Abstand von der letzten Mahlzeit alle DMSA-Kapseln mit viel Wasser eingenommen werden. Wie beim ersten Schema, so bleibt man auch hier für die nächsten zwei Stunden nüchtern und trinkt während dieser Zeit reichlich Wasser. Ebenso sollte 1,5 Stunden nach den DMSA-Kapseln ein schwermetallbindendes Präparat wie Chlorellaalgen, Kohle oder Zeolith eingenommen werden.

Um eine Schwermetallbelastung festzustellen, wird der dritte Stuhlgang nach der DMSA-Einnahme in ein Röhrchen gefüllt und in einem spezialisierten Labor auf diverse Metalle hin untersucht.

EDTA-Mobilisationstest

Nach der Verabreichung einer EDTA-Infusion wird direkt im Anschluss an die Infusion zwei Stunden lang Urin gesammelt. Dieser wird in einem spezialisierten Labor auf Schwermetalle hin untersucht.

Epikutantest

Der Epikutantest wird von „offizieller Seite“, sprich Krankenkassen und Behörden, anerkannt. Nur wenn der Epikutantest positiv ausfällt, übernimmt die Krankenkasse anteilmäßig die Kosten für eine Amalgamsanierung. Sie übernimmt aber dann trotzdem nicht die Kosten für die notwendigen Entgiftungstherapien.

Doch bevor man sich an dieser Stelle zu früh freut, sollte man wissen, dass es sich hierbei um einen Allergietest handelt und nicht um einen Test, der eine chronische Quecksilbervergiftung feststellen kann!

Das heißt, dass das Ergebnis nur dann positiv ausfällt, wenn eine Allergie auf Amalgam besteht. Die Krux an der Sache ist, dass man bei einer chronischen Vergiftung nicht zwangsläufig allergisch auf Amalgam reagiert. Im Übrigen entwickelt sich eine Allergie auf Amalgam nur vergleichsweise selten, nämlich nur dann, wenn sich Veränderungen der Haut oder der Mundschleimhaut vollziehen. Wenn der Epikutantest negativ ausfällt, sollte man sich also keinesfalls in falscher Sicherheit wiegen, denn eine chronische Vergiftung kann trotzdem vorliegen!

Erfahrungsgemäß fällt der Epikutantest nur bei den wenigsten Personen mit einer chronischen Amalgamvergiftung positiv aus. Es gibt zahlreiche Stimmen, die hinter dieser Verfahrensweise tatsächlich Absicht vermuten, denn so wären die Krankenkassen „fein raus“, wenn es um die Kosten-übernahme der Amalgamsanierung geht, weil sie ja nur bei einem Bruch-teil der tatsächlich Betroffenen überhaupt zum Tragen kommt.

Auch wenn die Anwendung eines Epikutantests als relativ harmlos gilt, kann es dennoch zu unerwünschten körperlichen

Reaktionen kommen. Hierzu gehören unter anderem Kreislaufkollaps, Depressionen, Sprach- und Sehstörungen.

Die Durchführung des Epikutantests erfolgt in der Regel durch Allergologen. Hierfür wird eine Probe der zu testenden Substanz für mehrere Tage mit einem Pflaster auf die Haut geklebt. Über den erforderlichen Zeitraum gibt es kontroverse Diskussionen. Selbsthilfegruppen für Zahnmetallgeschädigte empfehlen, die Substanz für mindestens 6 Tage aufzukleben. Täglich wird dann vom Arzt die Haut kontrolliert, ob sich irgendwelche Reaktionen zeigen. Diese äußern sich meist in Form von starken Rötungen bis hin zu Quaddeln.

Die zu testende Substanz wird auf den Rücken aufgeklebt, und man darf während der Anwendungstage nicht duschen. Meistens werden bei einem Epikutantest mehrere Substanzen gleichzeitig getestet, sodass man oftmals mindestens die halbe Rückenpartie beklebt hat. Neben Amalgam werden in der Regel auch Substanzen von Palladium, Gold, Titan, Zement und Kunststoff aufgeklebt.

Haaranalyse

Die Haaranalyse ist zwar für den Patienten eine sehr einfach durchzuführende Testmethode, aber leider gilt sie in Bezug auf eine Schwermetallbelastung als nicht so zuverlässig.

Anhand einer Haaranalyse lässt sich in der Regel ermitteln, welche Schwermetallbelastung während der vergangenen 3 Monate vorlag. Je schlechter ein Patient jedoch entgiftet, umso weniger Schwermetalle finden sich in der untersuchten Haarprobe.

Teilweise kann man stattdessen von anderen Werten auf eine Schwermetallbelastung schließen. Liegt beispielsweise ein erhöhter Kalziumwert vor, so kann dies ein Hinweis auf eine Quecksilberintoxikation sein, weil das Kalzium vom Körper nicht mehr aufgenommen wird.
Erschwerend für eine Diagnostik per Haaranalyse kommt hinzu, dass sich die Schwermetalle in Depots befinden und nicht unbedingt über die Kopfhaut und somit die Haare ausgeschieden werden.

Sonstige Verfahren

Neben den obigen Diagnostikmöglichkeiten gibt es noch weitere Verfahren, um eine Belastung mit Schwermetallen oder anderen Schadstoffen festzustellen. Deren Zuverlässigkeit ist allerdings immer wieder Gegenstand von Diskussionen. Hierzu zählen unter anderem Vega-Test, Bioresonanz, Meta-Scan und Kinesiologie.

Vermeidung von Schadstoffen

Eine Entgiftung macht wenig Sinn, wenn man die hierfür verantwortlichen Schadstoffquellen nicht ausschaltet und weiterhin mit schädlichen Substanzen kontaminiert wird. Insofern ist es wichtig, alle in Frage kommenden Gefahrenquellen auszuschalten.

Eine der häufigsten Auslöser für eine Belastung mit Quecksilber ist Amalgam. Durch Abriebe von Amalgamfüllungen gelangt Quecksilber in nicht unbeträchtlichen Mengen in den Organismus. In der Öffentlichkeit wird dies immer noch verharmlost und die Gefährlichkeit unter den Teppich gekehrt. Wer selbst eine chronische Quecksilbervergiftung erlebt und überlebt hat – so wie ich – der kann allerdings vor dieser Gefahrenquelle nur eindringlich warnen.

Eine weitere Quecksilberquelle, die ebenso gerne verharmlost wird, sind Impfstoffe. Quecksilber ist ein gut funktionierendes Konservierungsmittel und wird einigen Impfstoffen zugesetzt. Natürlich steht auf den Packungsbeilagen nicht „enthält Quecksilber“, sondern es wird stattdessen der Begriff „Thiomersal“ verwendet. Lesen Sie hierzu das Kapitel „Impfstoffe unter der Lupe“.

Auch bei der Ernährung läuft man Gefahr, Quecksilber aufzunehmen. Experten gehen davon aus, dass heute alle Fischarten schwermetallbelastet sind. Je größer und höher die betreffende Fischart in der Nahrungskette ist, umso stärker ist die Quecksilberbelastung. Insbesondere im Gewebe fettreicher Fischarten lagern sich vermehrt Schwermetalle wie Quecksilber an.
Einen guten und dabei praktikablen und alltagstauglichen Rat zu geben, ist in diesem Zusammenhang zugegebenermaßen nicht

ganz leicht. Die beste Möglichkeit ist hier nach wie vor, auf Bio-Fisch zurückzugreifen.

Untersuchen Sie auch Ihr Zuhause und Ihren Arbeitsplatz auf Schadstoffe. Typischerweise treten Krankheitssymptome immer dann auf oder verstärken sich beim Aufenthalt in einem bestimmten Gebäude. Die Umweltmedizin bezeichnet dies als Sick-Building-Syndrom.

Besonders häufig treten hier vorkommende Schadstoffe in Form von Schimmelpilzen, Holzschutzmitteln oder anderen schädlichen Baustoffen in alten Gebäuden auf. Zudem können auch in Möbeln und Teppichen enthaltene Stoffe schädlich sein.

Bleihaltige Wasserrohre sind trotz ihres bekannten Gefahrenpotentials noch immer in vielen Gebäuden vorhanden. Hier sind nicht nur die Leitungen in den Gebäuden relevant, sondern auch deren Zuleitungen.

Obwohl unser Leitungswasser als eines der saubersten der Welt angesehen wird, sollte man sich nicht in falscher Sicherheit wiegen. Denn leider enthält es viele Substanzen, die den Körper zusätzlich belasten wie Chlor, Chemikalienrückstände, Schwermetalle und viele andere. Es ist sinnvoll, einen entsprechenden Wasserfilter an den Trinkwasserhahn anzubringen.

Trinkwasser enthält über 700 verschiedene Chemikalien, aber nur weniger als 200 von ihnen sind überhaupt auf ihre Schadstoffwirkung auf den menschlichen Organismus getestet. Und Langzeitwirkungen derartiger Schadstoffe sind häufig gar nicht in ausreichender Menge bekannt.

Schließlich können auch in Kosmetik- und Körperpflegeprodukten bedenkliche Substanzen vorhanden sein. Alles, was man auf die Haut aufträgt, gelangt auf direktem Wege in den Körper, egal ob Lippenstift, Haarshampoo, Haarfärbemittel oder Zahnpasta.

Die richtige Reihenfolge der Entgiftung

Eine Entgiftungstherapie gehört in erfahrene Hände, denn zu groß ist die Gefahr, dass mehr Schaden als Nutzen angerichtet wird und mitunter schwere Nebenwirkungen auftreten.

Ein besonderes Risiko besteht immer für die Patienten, die bereits von einer langjährig bestehenden chronischen Intoxikation betroffen sind, infolgedessen sich schwerwiegende Krankheitsbilder wie beispielsweise Multiple Sklerose (MS) entwickelt haben. Bei ihnen ist der ohnehin schon arg strapazierte Organismus sehr geschwächt und kann in Einzelfällen die mobilisierten Giftstoffe nicht ausreichend über die in ihrer Funktion eingeschränkten Entgiftungsorgane ausleiten.

Solange Amalgamfüllungen oder andere belastende Zahnersatzstoffe im Mund vorhanden sind, ist davon abzuraten, die Entgiftung durchzuführen. Erst muss der schadstoffbelastete Zahnersatz professionell entfernt werden, um anschließend die Entgiftung einzuleiten. Geschieht dies nicht, besteht die Gefahr, dass durch die Entgiftung aus den Füllungen, Kronen oder Brücken Quecksilber und andere Schadstoffe mobilisiert werden, was sich dann zusätzlich im Körper verteilen könnte.

Vorbereitung auf die Amalgamentfernung

Der erste Schritt beginnt noch vor der Entfernung der Amalgamplomben. Denn um den Körper auf die Entgiftung vorzubereiten, sollten die Entgiftungsorgane im Idealfall bereits ein paar Wochen im Vorfeld mit entsprechenden Präparaten aktiviert und unterstützt werden.

Darüber hinaus empfiehlt es sich, einige Tage vor der Entfernung schwermetallbindende Präparate einzunehmen. Dies sind in der Regel Chlorellaalgen, Zeolith oder medizinische Kohle.
Solange noch Amalgamfüllungen vorhanden sind, sollten diese Präparate direkt heruntergeschluckt werden. Denn zerkaut man beispielsweise die Chlorellaalgen, so kann dies auf die Amalgamfüllungen wie ein Magnet wirken, sodass im weiteren Verlauf des Verdauungstraktes keine ausreichenden Bindungskapazitäten mehr verfügbar sind.

Direkt nach der Entfernung der Amalgamfüllungen

Direkt nach dem Ausbohren der Füllungen ist es sinnvoll, den Mund mit einem schwermetallbindenden Mittel auszuspülen, um die sich im Mundraum befindlichen Schadstoffe direkt zu binden. Würde man auf diesen Schritt verzichten, käme es unweigerlich zum Herunterschlucken von Kleinstpartikeln der Amalgamfüllungen.

Für das Ausspülen eignen sich in Wasser aufgelöste medizinische Kohle oder Zeolith. Alternativ kann man Chlorellaalgen zerkauen und im Mund einwirken lassen. Der Inhalt wird ausgespuckt, der Mund anschließend gründlich mit Wasser ausgespült.

Die Zeit nach der Amalgamentfernung

Ab jetzt geht die eigentliche Arbeit erst so richtig los. Alle, bis hierher durchgeführten Aktivitäten waren lediglich die Vorbereitung und haben bis auf die Entfernung der Zahnfüllungen den Körper noch nicht wesentlich von seinen Giftstoffen befreit. Aber es ist ganz wichtig, dass die eigentliche Ausleitung erst beginnt, *nachdem* alle Zahnersatzstoffe wie Amalgam, Palladium, Gold etc. entfernt wurden.

Von nun an geht es darum, ein umfangreiches Ausleitungsprogramm durchzuführen, das ganz individuell nach den jeweiligen Bedürfnissen und dem Schweregrad der Vergiftung ausgerichtet sein muss.

Erfahrungsgemäß sind bereits nach wenigen Wochen die ersten gesundheitlichen Verbesserungen zu beobachten. Auch Symptome, die man womöglich viele Jahre mit sich herumgetragen hat, können innerhalb kurzer Zeit durch die Entgiftung verschwinden.

Die Dauer der Entgiftung ist von der individuellen Verfassung abhängig. Bei einer schweren chronischen Intoxikation kann eine intensive Entgiftung über einen Zeitraum von bis zu 2 Jahren angezeigt sein, in Einzelfällen sogar noch länger. Und auch danach ist es sehr ratsam, in regelmäßigen Abständen für Entgiftungsphasen zu sorgen. Bei einigen Betroffenen kann die

Entgiftung tatsächlich zu einer Lebensaufgabe werden, um gesundheitlich halbwegs „über die Runden zu kommen“. Dies ist bei Personen der Fall, die über eine sehr schlechte Entgiftungskapazität verfügen.

Mobilisation

Schwermetalle befinden sich in Depots und müssen im Rahmen der Entgiftungstherapie herausgelöst werden. Durch die Mobilisation werden sie in die Blutbahn und in das Lymphsystem geführt und von dort aus zu den jeweiligen Entgiftungsorganen.

Die Mobilisation birgt die Gefahr, dass die Schadstoffe zwar gelöst, aber nicht ausgeschieden werden, wenn der nächste Schritt – das Binden – unterlassen wird. Diese Rückvergiftung würde zu erneuten Vergiftungssymptomen führen, was den Körper wiederum belasten und den gesamten Entgiftungsprozess unnötig erschweren würde.

Binden

Das Binden der zuvor gelösten Schadstoffe ist ein sehr wichtiger Schritt, der leider allzu oft vergessen wird. Dabei kann gerade das Auslassen dieser Maßnahme zu unerwünschten Nebenwirkungen führen. Zum Binden werden Chlorellalgen, Zeolith, medizinische Kohle oder Heilerde eingesetzt. Welches dieser Mittel in Betracht kommt, hängt meistens von der individuellen Verträglichkeit ab.

Ausscheidung

Sobald die gelösten Schadstoffe durch die o.g. Präparate gebunden werden, erfolgt die Ausleitung über die jeweiligen Ausscheidungsorgane. Hauptsächlich geschieht dies über den Darm und die Nieren. *Die Ausscheidung muss durch viel Wassertrinken unterstützt werden.*

Entgiftungsmethoden von A bis Z

Schon im Mittelalter erkannte die bekannte Heilerin Hildegard von Bingen die Notwendigkeit, einen mit Schadstoffen überlasteten Körper zu entgiften und gab damals schon umfangreiche Ratschläge.

Einige der von ihr praktizierten Anwendungen wie beispielsweise der Aderlass und das Schröpfen haben in den letzten Jahren eine Renaissance erlebt und sind inzwischen bei einigen Therapeuten wichtige Bestandteile der Entgiftungskonzepte. Unter Anbetracht der Tatsache, dass die Schadstoffbelastung der Umwelt und demzufolge des Menschen seit der Industrialisierung gravierend zugenommen hat, reichen diese Methoden als alleinige Maßnahmen bei weitem nicht mehr aus. Insbesondere, wenn es um die Ausleitung von Schwermetallen geht, bedarf es wesentlich umfangreicherer Maßnahmen.

Nachfolgend erhalten Sie alle nach heutigem Wissensstand relevantesten Entgiftungsmethoden in alphabetischer Reihenfolge vorgestellt. In der Praxis erfolgt häufig eine Kombination verschiedener Methoden. Es kann auch sinnvoll sein, die Methoden untereinander abzuwechseln.

Wie erfolgreich eine Entgiftung vonstattengeht, ist letztendlich immer von der richtigen Reihenfolge abhängig. Denn wie bereits im Kapitel „Die richtigen Schritte“ erläutert, besteht die Entgiftung aus den Bausteinen Lösen, Binden und Ausleiten der jeweiligen Schadstoffe.

Je nach Schweregrad der Belastung ist es unumgänglich, einen erfahrenen Therapeuten zu konsultieren. Dies gilt ganz besonders für schwere chronische Schwermetallbelastungen, die unbedingt in erfahrene Hände von Umweltmedizinern gehören.

Selbstverständlich kann man einige der vorgestellten Methoden auch zu Hause anwenden, welche als sanfte Basismaßnahmen gelten und auch begleitend zu Chelattherapien eingesetzt werden. *Aber auch dies sollte stets nur nach Rücksprache mit dem Behandler erfolgen.* Denn eine Entgiftung aufgrund einer chronischen Intoxikation ist kein Verfahren, das man im Alleingang durchführen kann.

Ich kann gar nicht deutlich genug darauf hinweisen, dass eine Entgiftung unbedingt in professionelle Hände gehört, und zwar im Idealfall in die Hände von Umweltmedizinern. Denn allzu groß sind einfach die Gefahren, dass unerwünschte und durchaus auch sehr gefährliche Nebenwirkungen auftreten können. Dies habe ich in diesem Buch mehrfach erwähnt, aber es ist wirklich immens wichtig, eine Entgiftung als eine tiefgreifende Behandlung und nicht als ein Experiment anzusehen.

Außerdem ist die Wissenschaft bezüglich effektiver Entgiftungsmöglichkeiten stets im Wandel, sodass es immer wieder neue Erkenntnisse gibt. So kann das, was noch vor 3 Monaten als die Therapie schlechthin angepriesen wurde, schon übermorgen von einer neuen Therapie oder Weiterentwicklung einer bestehenden Methode überholt werden. Auch dies spricht dafür, sich dafür, sich an entsprechend ausgebildete Therapeuten zu wenden.

Und diese sollten dann in der Lage sein, die individuell angezeigten Entgiftungsmethoden auszuwählen. Denn eines hat die enorme Weiterentwicklung der Umweltmedizin der vergangenen Jahre auch mit sich gebracht: Es gibt mittlerweile so viele Methoden, die zur Entgiftung eingesetzt werden, dass man als Laie völlig überfordert ist, sich für das eine oder andere Verfahren zu entscheiden. Erschwert wird dies außerdem dadurch, dass es zahlreiche kontroverse Diskussionen gibt, welche Therapie die beste oder aber die mit den meisten Nebenwirkungen ist.

Die Entscheidung für die jeweils durchzuführende Therapie muss letztendlich der Betroffene immer für sich selbst entscheiden. Um Ihnen hier die Entscheidung etwas zu erleichtern, aber Ihnen auch das aktuell verfügbare Angebot an Entgiftungsmethoden vorzu-stellen, habe ich in diesem Kapitel alle mir geläufigen Verfahren zusammengetragen.

Die meisten davon habe ich in den vergangenen 20 Jahren selbst „getestet". Leider gab es in der Phase meiner schlimmsten Vergiftungsepoche kaum bekannte Entgiftungstherapien und Umweltmediziner. So war ich mehr oder weniger gezwungen, mich stetig weiterzubilden und Dinge mutig auszuprobieren.

Dies war nicht nur ein sehr leidvoller, sondern auch ein teurer Weg. Denn bekanntermaßen übernehmen Krankenkassen in der Regel die Kosten für Entgiftungstherapien nicht.

Nutzen Sie nun meine Erfahrungen, indem Sie sich einen Überblick über die derzeit gängigen Methoden verschaffen, und legen Sie gemeinsam mit Ihrem erfahrenen Therapeuten ein für Sie passendes Behandlungskonzept fest. Denn es gibt nicht **das** Entgiftungskonzept, das für alle Menschen gleichermaßen wirkt und auch nicht alle Schadstoffe gleich gut ausleitet. Je individueller das Behandlungskonzept zusammengestellt wird, umso wirkungsvoller wird es letztendlich sein.

Aber egal, für welche Entgiftungsmethode Sie sich entscheiden, für alle gilt letztendlich die gleiche Faustregel: Je niedriger die individuell verträgliche Dosierung ist, umso stärker ist der Körper mit Schwermetallen belastet. Und gerade dann ist es ganz wichtig, die niedrige Dosierung, auch, sei es anfangs täglich nur eine Chlorellaalge, zunächst beizubehalten. Hier ist weniger tatsächlich mehr!

Die Entgiftungsdauer richtet sich nach dem Ausmaß der Vergiftung. Sie ist erst dann als beendet zu sehen, wenn im Urin nur noch tolerable Messwerte festgestellt werden. Bei Patienten mit einer genetisch bedingten Entgiftungsschwäche geht man allerdings davon aus, dass die Entgiftung nie abgeschlossen sein wird. Sie sollten ihr Leben lang in regelmäßigen Abständen Entgiftungszyklen durchführen.

Ich möchte an dieser Stelie nochmals darauf hinweisen, dass es sich bei den nun folgend vorgestellten Methoden überwiegend um Therapieverfahren aus der Naturheilkunde und somit Erfahrungsheilkunde handelt. Die Schulmedizin hat ihre eigenen Sichtweisen.

Aderlass

Der Aderlass (= zur Ader lassen) gehört zu den wichtigsten Elementen der Hildegard von Bingen-Behandlungen. Und auch wenn ein Aderlass vielleicht etwas verstaubt oder altmodisch wirkt, so ist der Aderlass gerade in der heutigen Zeit so aktuell wie nie zuvor. Denn er ist ein probates Mittel, sich von sogenanntem schädlichem Schleim zu befreien, wie es Hildegard von Bingen beschrieb. Hufeland (1762-1836) war seinerzeit sogar der Meinung, dass der Aderlass **das** Mittel überhaupt sei, um seine Gesundheit zu erhalten.

Hildegard von Bingen sah in dem Aderlass das Ausleitungsverfahren für Erwachsene und ältere und insbesondere weibliche Personen: „Der Aderlass ist alten Leuten zuträglicher als jungen, weil das Blut der Greise mehr mit Eiter vermischt ist als das Blut junger Leute. Ein Weib ... wird den Aderlass bis zum 100. Lebensjahr ausdehnen, weil sie es wegen der schädlichen, eitrigen Säfte nötiger hat als der Mann. Das beweist auch die monatliche Reinigung. Wenn sie durch diese nicht von schädlichen, eitrigen Säften gereinigt würde, dann würde sie ganz und gar anschwellen und könnte nicht leben. Nach dem 100. Jahr aber lasse sie nicht mehr zur Ader."

Durch den Aderlass wird über eine Vene Blut aus dem Blutkreislauf entnommen. Dies führt nicht nur zur Neubildung von Blut, sondern auch dazu, dass Schadstoffe aus dem Körper ausgeleitet werden.

Ganz oberflächlich betrachtet ist ein Aderlass vergleichbar mit einer Blutentnahme, denn auch der Aderlass wird aus einer Vene in der Ellenbeuge vorgenommen. Beim genaueren Hinsehen stellt man jedoch schnell fest, dass es beim Aderlass um etwas ganz anders geht, als nur Blut abzunehmen.

Der Aderlass richtet sich nach der Mondkonstellation, denn er wird nur in dem Zeitraum vom ersten bis zum sechsten Tag nach dem Vollmond durchgeführt. So besagen Hildegard-Schriften: „Nicht Aderlassen soll man bei zunehmendem Mond, weil solcher Aderlass schädlich ist, da sich zu diesem Zeitpunkt die mit dem Blut vermischte faulige Flüssigkeit nicht so leicht von ihm scheiden kann. Bei wachsendem Mond fließen nämlich Blut und zersetzte Flüssigkeit gleichzeitig wie in gegenseitig richtigem Verhältnis im Menschen und lassen sich nicht leicht voneinander trennen."

Hildegard von Bingen unterschied drei verschiedene Adern, nämlich die Kopfader, Leberader und die Mittel- oder Herzader. Wie von den Namen bereits abzuleiten ist, sind die jeweiligen Adern für unterschiedliche Organe zuständig.

Je nach Indikation wählt der Therapeut die entsprechende Ader aus, um aus ihr das Blut „zur Ader zu lassen". Häufig ist es in der Praxis allerdings so, dass man sich unabhängig von der Indikation für die jeweils an der stärksten geschwollenen Ader entscheidet. Diese resultiert durch die Bildung eines Staus mittels eines Staubands, wie man es auch von einer herkömmlichen Blutentnahme her kennt. Sobald das Band am Oberarm angelegt ist, schwellen die Adern an, so dass der Therapeut die zu bevorzugende Ader auswählen kann.

Im Unterschied zu einer normalen Blutentnahme erfolgt ein Aderlass liegend und mit einer wesentlich größeren Kanüle. Da die Gefahr besteht, dass sich Kanülen mit einem Durchmesser von weniger als 1 mm leicht verstopfen, werden in der Regel Kanülen mit einem Außendurchmesser von über 1 mm gewählt.

Die Kanüle wird mit einem Zuleitungsschlauch verbunden, durch den das ausfließende Blut in ein Auffanggefäß gelangt. Damit während des Aderlasses nicht zu viel Blut entnommen wird, ist dieses Gefäß mit einer Mengenskala versehen. Denn eine zu große Abnahmemenge kann negative Reaktionen wie Kreislaufprobleme, Schwindel und Übelkeit mit sich bringen.

Wichtig ist außerdem, dass das Auffanggefäß klar durchsichtig ist, damit das Blut anschließend zur Diagnostik herangezogen und beobachtet werden kann. Dieses ist nämlich neben der Schadstoffausleitung der zweite Aspekt, der den Aderlass so hochinteressant macht. Je erfahrener der Aderlass-Therapeut in diesem Thema ist, umso effektiver kann der das später geronnene Blut zu Diagnostikzwecken nutzen.

Der Aderlass ist dann zu beenden, wenn das anfänglich dunkel gefärbte Blut seine natürliche hellrote Farbe wieder angenommen hat. Hildegard von Bingen erklärt den Farbwechsel so:

Das erste aus der Wunde austretende Blut besteht aus verderblichen und krankheitsbringenden Säften. „Wenn dann das Ausgeflossene seine richtige Röte und eine andere Farbe angenommen hat, stehen Blut und Säfte im gleichen Verhältnis zueinander. Fließt dann noch mehr Blut aus, so folgen die guten und die schlechten Säfte gleichzeitig mit dem übrigen Blut nach. Dann muss man mit dem Ausfließenlassen aufhören."

Die jeweils zu entnehmende Blutmenge richtet sich aber nicht nur nach der Blutfärbung, sondern auch nach der jeweiligen

Konstitution des Patienten. Während bei einem gesunden Menschen bis zu 150 ml Blut entnommen werden, sollten es bei einer kranken Person nicht mehr als 40 ml sein.

Hildegard von Bingen empfiehlt nach dem Aderlass, 3 Tage lang auf gebratenes Fleisch, rohes Obst, Gemüse und Koffein zu verzichten. Milchprodukte sollte man sogar mehrere Wochen lang nicht verzehren.

Der Aderlass sollte im Rahmen einer Entgiftung als Bestandteil eines Gesamtbehandlungsplanes angewandt werden und nicht als alleinige Therapiemaßnahme. In den meisten Fällen sind weitere Entgiftungsverfahren erforderlich, die in diesem Kapitel vorgestellt werden.

Afa-Algen

Diese blaugrüne Algensorte gedeiht in dem als einzigartig geltenden Oberen Klamath-Lake (USA), der aufgrund seiner einmaligen Flora und Fauna zu einem ganz besonderen Biotop unserer Erde gehört. Ein vor etwa 7.000 Jahren in dieser Region stattgefundener extremer Vulkanausbruch soll dafür verantwortlich sein, dass durch diverse einströmende Flüsse auch heute noch große Mengen (ca. 100.000 Tonnen) an Vulkanasche in den See fließen.

Nur an sehr wenigen Tagen im Jahr kann die Afa-Alge auf dem Klamath-See geerntet werden. In einem aufwendigen technischen Verfahren wird sie anschließend weiterverarbeitet.

Im Gegensatz zu anderen Algen kann die Afa-Alge nicht in Zuchtbetrieben heranwachsen. Somit gibt es die Afa-Alge nur als Wildpflanze, was den Vorteil mit sich bringt, dass sie über einen enormen Schatz an Vitalstoffen verfügt. Die Nährstoffdichte der Afa-Alge wird als einzigartig beschrieben. So soll sie über mehr Chlorophyll verfügen als jede andere derzeit bekannte Heilpflanze. Neben mehrfach ungesättigten Fettsäuren (DHA-Fettsäuren, EPA-Fettsäuren und die Gamma-Linolensäure) beinhaltet sie viele wertvolle Vitamine, Mineralstoffe und Spurenelemente wie beispiels-weise Zink, Niacin, Folsäure, Vitamin B12 und Betakarotin. Bisher sind über 40 Mineralstoffe der Afa-Alge bekannt. Da diese an Enzyme gebunden sind, kann der Körper sie optimal verwerten.

In ihrer Wertigkeit sind Afa-Algen anderen Algen wie Chlorella und Spirulina um ein Vielfaches überlegen, sodass geringere Dosierungen benötigt werden.

Der Afa-Alge wird von einigen Therapeuten nachgesagt, sie entgifte sogar noch besser als die Chlorellaalge. Man führt dies auf bestimmte Aminosäuren zurück (z. B. Methionin), die Schwermetalle binden können.

Für die Entgiftung wird die Einnahme von bis zu 10 g täglich empfohlen, zu Beginn sollten jedoch geringere Dosierungen genommen werden.

Alpha-Liponsäure

Alpha-Liponsäure wirkt als Coenzym im Kohlenhydrat-, Eiweiß- und Fettstoffwechsel mit. Sie zählt zu den Vitaminoiden, ist eine körpereigene schwefelhaltige Substanz und gehört zu den stärksten Antioxidantien. Alpha-Liponsäure ist in der Lage, andere Antioxidantien in ihrer Wirkung zu verstärken oder diese sogar zu regenerieren. Zu den hiervon profitierenden Antioxidantien zählen Glutathion, Vitamin C, Vitamin E und Coenzym Q10.

Die Alpha-Liponsäure ist im Gegensatz zu anderen Antioxidantien wasser- und fettlöslich, was sie so einzigartig macht. Dies hat den überragenden Vorteil, dass sie wässrige Zellbereiche und fetthaltige Zellteile wie die Membrane vor Oxidationsprozessen schützen kann. Somit ist die Alpha-Liponsäure allen anderen Antioxidantien in ihrer vielfältigen Wirksamkeit weit überlegen und steht für einige Therapeuten in der Antioxidantien-Hierarchie an erster Stelle.
Die Überlegenheit der Alpha-Liponsäure wird schließlich noch dadurch gesteigert, dass sie als einziges Antioxidanz die Blut-Hirn-Schranke passieren kann. Da die Moleküle so klein sind, kann die Alpha-Liponsäure auch sehr schnell vom Gehirngewebe aufgenommen werden. Die für die Gehirnzellen bedrohlichen Substanzen Stickstoff und Stickoxid können somit unschädlich gemacht werden.

Besonders bedeutsam sind zudem die Schutzfunktion im Nervensystem, die Regulierung des Blutzuckerspiegels und die Entgiftung von Umweltschadstoffen. Die hervorragende Entgiftungskapazität ist dadurch möglich, indem die Alpha-Liponsäure eine Komplexbildung mit Schwermetallen wie Quecksilber, Blei, Arsen und Cadmium eingehen kann und diese somit aus dem Gewebe herausmobilisiert und ausleitet. Mittlerweile gehört die Alpha-Liponsäure zu den wichtigsten Präparaten in der Umweltmedizin.
Denn es verfügt nicht nur über exzellente Entgiftungseigenschaften, sondern kann außerdem reduziertes Glutathion wiederherstellen.

Alpha-Liponsäure sollte nicht angewandt werden, solange sich noch Amalgamfüllungen im Mund befinden. Denn es besteht sonst die Gefahr, dass darin enthaltenes Quecksilber durch Alpha-Liponsäure ins Gehirn gelangen kann.

Weitere Anwendungsgebiete sind **Leberzirrhose** und erhöhte Leberwerte. Interessanterweise kann die Einnahme von Alpha-Liponsäure auch zu einer höheren Überlebensrate bei Pilzvergiftungen führen. Bei Augenerkrankungen können die Netzhaut und Linse des Auges vor Degenerationserscheinungen geschützt werden. Außerdem sind Linderungen beim Grünen Star festgestellt worden.

In der Anti-Aging-Medizin zählt die Verabreichung der Alpha-Liponsäure zur Basisbehandlung. Da Alpha-Liponsäure in der Lage ist, als Superantioxidanz freie Radikale im Blut zu eliminieren und die Gedächtnisfunktion positiv zu beeinflussen, zählt dieses Vitaminoid zu den bevorzugten Anti-Aging-Mitteln.

Aber auch bei der Behandlung von Parkinson, Alzheimer und Herzerkrankungen wird dieses hochwertige Antioxidanz eingesetzt. Die auffallend positiven Wirkungen auf das Gedächtnis führen Experten darauf zurück, dass die Alpha-Liponsäure in der Lage ist, Teilbereiche in gealterten Gehirnzellen zu revitalisieren. Da die Alpha-Liponsäure Kohlenhydrate in Energie umwandelt und die Glukose-Ausnutzung verbessert, nutzen auch Sportler häufig dieses Superantioxidanz zur Leistungssteigerung.

Alpha-Liponsäure kann über die Nahrung zugeführt werden wie insbesondere durch Kartoffeln, Spinat und rotes Fleisch.

Allerdings ist die enthaltene Menge zu gering, um bei bestimmten Indikationen eine ausreichende Wirksamkeit zu entfalten, sodass eine zusätzliche Versorgung mit entsprechenden Präparaten zu empfehlen ist.

Bei einer regelmäßigen Alpha-Liponsäuren-Einnahme erhöht sich der Bedarf an Vitamin B1, so dass dieses zusätzlich verabreicht werden sollte. Auch ein Vitamin B12 Mangel kann durch Alpha-Liponsäure entstehen oder verstärkt werden. Wenn die Alpha-Liponsäure präventiv eingenommen wird, ist eine tägliche Dosierung von bis zu 300 mg möglich. Für Entgiftungszwecke wird bis zu 4-mal täglich 300 mg verordnet. Alpha-Liponsäure gibt es als Infusion und in Kapselform.

Apfelpektin

Apfelpektin wird – wie der Name schon erahnen lässt – aus Äpfeln gewonnen und verfügt über exzellente Entgiftungseigenschaften.

Viele Hersteller weisen darauf hin, dass nur ein bestimmtes und technisch sehr aufwendiges Herstellungsverfahren dem Pektin die Eigenschaft verleiht, Giftstoffe zu binden. Sie betonen dabei, dass nur das niedermolekular hergestellte Apfelpektin Schwermetalle binden kann. Meist erkennt man den Unterschied zwischen dem niedermolekular hergestellten Apfelpektin und dem in seiner Struktur wesentlich einfacheren Apfelpektin bereits am Preis, denn die niedermolekulare Variante ist in der Regel um ein Vielfaches teurer.

Dem niedermolekularen Apfelpektin wird eine besondere Bindungsfähigkeit nachgesagt, indem die niedermolekularen Substanzen Schadstoffe nicht nur binden und diese zusammen mit den Ballaststoffen ausleiten können, sondern darüber hinaus kann es im Verdauungstrakt auch die Aufnahme von neuen Schwermetallen zum Teil verhindern, die über belastete Nahrung zugeführt werden.

Ein großer Vorteil gegenüber den Chelatbildnern DMPS, DMSA und EDTA liegt darin, dass so gut wie keine wichtigen Mineralien ausgeleitet werden.
Obwohl Apfelpektin schon seit vielen Jahren besonders in

ehemaligen Ländern der Sowjetunion zur Linderung von Vergiftungserscheinungen eingesetzt wird (u. a. auch in Tschernobyl), kennt man es in Deutschland kaum. In Tschernobyl wurde seinerzeit Apfelpektin bei strahlenverseuchten Anwohnern und Arbeitern eingesetzt, weil es neben der Schwermetallbindung auch radioaktive Elemente wie beispielsweise Cäsium 137 binden und ausscheiden kann. Da auch heute immer noch viele verstrahlte Menschen in der Region um Tschernobyl leben, kommt Apfelpektin dort noch häufig zum Einsatz.

Somit dürften die umfangreichsten Erfahrungen mit Apfelpektin zur Schadstoffausleitung mittlerweile in der Ukraine und dem angrenzenden Weißrussland vorliegen. So waren es in den vergangenen Jahren auch in erster Linie Wissenschaftler der ehemaligen sowjetischen Mitgliedsstaaten, die an der Erforschung und Weiterentwicklung von wirksamem Apfelpektin arbeiteten.

Vor einigen Jahren (2001) gelang es ihnen, ein Produkt mit einem niedermolekularen Pektinanteil von 60% zu entwickeln. In Russland wird Apfelpektin bei verschiedensten Indikationen und Therapien eingesetzt wie etwa bei Chemotherapien, Strahlenschäden, Schwermetallvergiftungen und Suchterkrankungen. Mitarbeiter in der Atomindustrie erhalten das niedermolekulare Apfelpektin als tägliche Beigabe zur ihren Mahlzeiten.

Apherese

Bei der Apherese handelt es sich um ein Verfahren, das in den letzten Jahren in der Umweltmedizin zunehmend in den Fokus gerückt ist, wenn es um Entgiftungen geht. Ursprünglich wurde die Apherese nicht dafür entwickelt, schadstoffbelastete Patienten zu behandeln, aber die bisherigen Erfolge erscheinen sehr vielversprechend.

Die Apherese ist nichts anderes als eine Blutplasma-Reinigung und wird umgangssprachlich als Blutwäsche bzw. -reinigung bezeichnet. Das bekannteste Verfahren einer Blutreinigung ist als Dialyse bekannt. Hierbei übernimmt das Dialysegerät die Funktion der erkrankten Nieren und befreit das Blut von toxischen Stoffen.

In erster Linie wird die Apherese bei chronischen und akuten Erkrankungen des Stoffwechsels sowie bei Autoimmunerkrankungen, Rheuma, chronischen Entzündungen, Multiple Sklerose, Umwelterkrankungen wie chronischen Intoxikationen, Darmerkrankungen wie Morbus Crohn und Colitis Ulcerosa, bestimmten Herzmuskelerkrankungen und chronischen Infektionen wie Borreliose eingesetzt.

Grundlage der Apherese ist die Tatsache, dass sich bei bestimmten Krankheiten Substanzen im Blut befinden, die zu Schäden führen können. Bei der Blutplasmareinigung wird dem Körper dazu verholfen, sich von diesen schädlichen Stoffwechselprodukten, Toxinen und krankhaften Eiweißen zu befreien. Dadurch können das Immunsystem und der Stoffwechsel ihr Gleichgewicht zurückerlangen.

Während der Anwendung ist der Patient an ein sogenanntes Apheresegerät angeschlossen, durch das das Blut geleitet wird. Somit wird das Blut außerhalb des Körpers gereinigt.

Pro Sitzung werden insgesamt ca. 3.000 Milliliter Blut gereinigt, was eine Behandlungszeit von 80 bis 120 Minuten erfordert und abhängig ist von der individuellen Plasmaflussrate und dem Plasmavolumen. Bei der Apherese erhält der Patient zwei Zugänge über die Venen. Über den einen Zugang wird Blut entnommen, durch das Apheresegerät geführt und anschließend durch den zweiten Venenzugang dem Körper wieder zurückgeführt.

Die Apherese gilt weitgehend als nebenwirkungsfrei. Die jeweils benötigte Anzahl der Sitzungen ist abhängig von der Schwere der Erkrankung. Viele Patienten berichten von Besserungen nach der fünften Anwendung.
Die Kosten einer Apherese betragen pro Sitzung nicht selten mehr als 1.000 Euro. Obwohl die Apherese in zahlreichen Ländern anerkannt ist, erfolgt in Deutschland die Kostenübernahme durch Krankenkassen indikationsabhängig. Oft steht den Patienten eine nervenaufreibende Auseinandersetzung mit der Krankenkasse bevor. Erfahrungsgemäß sind die Kosten meistens selbst zu tragen. Möglich ist eine Apherese in ambulanter Form in entsprechend spezialisierten Zentren.

Aschner-Verfahren

Der Gynäkologe Bernhard Aschner (1889-1960) gilt als einer der Vorreiter von Ausleitungsverfahren. Er entwickelte bereits zu seiner Zeit eine Kombinationstherapie, die verschiedene ausleitende Verfahren miteinander verband. Dabei wendete er die traditionellen Methoden von Hildegard von Bingen an wie den Aderlass und das Schröpfen. Er ergänzte dies durch das Cantharidenpflaster, die Blutegelbehandlung, das Baunscheidtieren und durch Darmableitungen.

Zusätzlich zu diesen äußerlich wirkenden Ausleitungsverfahren setzte er innerlich wirkende Methoden ein, um die Ausleitung und die Organfunktion zu verbessern. Hierzu gehörte insbesondere der Einlauf.
Durch die Kombination dieser verschiedenen Verfahren erreichte Aschner die Ausleitung von schädlichen Giftstoffen und Stoffwechselprodukten.

Ayurveda

Ayurveda ist eine traditionelle indische Heilkunst, die bereits vor 4.000 Jahren entstand und zu den ältesten bekannten Heilverfahren zählt. Das Thema Entgiftung hat hier eine lange Tradition und kombiniert eine periodische innere Reinigung von Körper und Geist.

Bei der Behandlung stehen pflanzliche Öle im Fokus, die eine Vielzahl an Arzneimittelpflanzen enthalten und individuell an den Patienten angepasst werden. Sie werden für umfangreiche Teil- und Ganzkörpermassagen eingesetzt, bei denen es im Unterschied zu herkömmlichen Massagen darum geht, das Öl in die Haut und damit in den Körper zu befördern.

Desweiteren erfolgen Ölgüsse, Ölziehen und Öleinläufe. Auch das Trinken von Öl in Form von Ghee (geklärte Butter) ist ein wichtiger Therapiebestandteil, indem es den Körper nährt und stärkt. All dies wirkt sich nicht nur positiv auf das Hautbild aus, sondern auch die inneren Schleimhäute werden unterstützt und das belastete Gewebe wird gereinigt.
Das Ölziehen wird im Ayurveda Gandusha genannt und ist ver-

gleichbar mit dem Ölziehen, wie es im weiteren Verlauf dieses Buches vorgestellt wird.

Ayurveda-Experten gehen davon aus, dass durch die Ölanwendungen Toxine mobilisiert werden können. Ölanalysen von verschiedenen Patienten haben schon mehrfach den Entgiftungseffekt gezeigt, indem entsprechende Schadstoffbelastungen in dem Öl, das nach der Ayurvedaanwendung untersucht wurde, festgestellt werden konnten.

Eine weitere Maßnahme, die die Entgiftung unterstützt, ist das tägliche Trinken von gekochtem Wasser.

Als die „königliche Kur" wird die sogenannte Panchakarma-Behandlung bezeichnet, bei der eine mehrwöchige Entgiftung erfolgt. Diese Kur ist in drei Phasen eingeteilt, nämlich die Vorbereitung, die Hauptbehandlung und die Nachbereitung. Besonders intensiv ist der Hauptteil, der aus Reinigung durch Abführen und Nasenspülungen besteht. Panchakarma hat den Vorteil, dass die wasserlöslichen als auch die fettlöslichen Schlacken aus dem Körper befördert werden. Je nach Konstitution und Krankheitsbild dauert die Panchakarma-Kur zwischen 2 und 3 Wochen.

Ayurveda hat sich in den letzten Jahren zu einer beliebten Anwendungsform in Wellness- und Gesundheitszentren entwickelt. Hier gibt es allerdings gravierende Qualitätsunterschiede, die man berücksichtigen sollte. Ein wichtiges Erkennungsmerkmal ergibt sich nicht selten daraus, ob die ayurvedischen Anwendungen nur einen kleinen Teilbereich des Zentrums ausmachen oder einen Behandlungsschwerpunkt bilden.

Als qualitativ besonders hochwertig werden Zentren eingeschätzt, in denen der Anwender die ayurvedische Praxis über einen längeren Zeitraum in Indien kennengelernt hat.

Gerade auch im Hinblick darauf, dass es während der Panchakarma-Kur zwischenzeitlich zu beeinträchtigtem Wohlbefinden kommen kann, ist es ratsam, die Anwendungen nur durch erfahrene Therapeuten durchführen zu lassen.

Bärlauch

Bärlauch wird aufgrund seines Geruchs und seiner Inhaltsstoffe auch als Wilder Knoblauch oder Waldknoblauch bezeichnet. Er wächst auf dem gesamten europäischen Kontinent vorzugsweise in feuchten Mischwäldern. Optisch ist er dem Maiglöckchen äußerst ähnlich, so dass es hier leicht zu gefährlichen Verwechslungen kommen kann, denn bekanntermaßen sind Maiglöckchen giftig.

Seit einigen Jahren erlebt der Bärlauch eine kulinarische Renaissance und ist aufgrund seines intensiven Geschmacks auch bei Fernseh- und Hobbyköchen äußerst beliebt. Sie verwenden Bärlauch zum Würzen von Frischkäse, Quark, Gemüse und Salaten. Auch als Pesto und vegetarischer Brotaufstrich ist er äußerst beliebt.

Dass der Bärlauch allerdings über hervorragende gesundheitsfördernde Eigenschaften verfügt, wird in diesem Zusammenhang oft nicht bedacht. So unterstützen Bärlauchgenießer ganz unbewusst ihre Gesundheit.

Wenn es um therapeutische Zwecke geht, so wird Bärlauch seit Jahren zur Entgiftung eingesetzt.

Dabei wird er in der Kombination mit Koriander und Chlorellaalgen verwendet und ist in dieser Konstellation auch als „Entgiftungstherapie nach Dr. Klinghardt“ bekannt geworden, welcher ein namhafter Umweltmediziner ist.

Bärlauch enthält Alliin und andere schwefelhaltige Verbindungen, die für eine Entgiftung äußerst wertvoll sind. Zwar haben auch Zwiebeln und Knoblauch einen Anteil an schwefelhaltigen Verbindungen, aber der Gehalt im Bärlauch ist um ein Vielfaches höher. Während Knoblauch 1,7 g Schwefel pro 100 g enthält, verfügt Bärlauch über 7,8 g pro 100 g. Somit ist Bärlauch die Pflanze Europas mit dem höchsten Schwefelgehalt.

Durch die schwefelhaltigen Inhaltsstoffe ist Bärlauch in der Lage, Schwermetalle (insbesondere Quecksilber, Blei und Cadmium) aus dem Bindegewebe zu mobilisieren und sie mithilfe von Chlorellaalgen über die Leber und den Darm aus dem Körper auszuscheiden.

Somit hat Bärlauch eine vergleichbare Wirkung wie DMPS, nur wesentlich schonender. Obwohl Bärlauch als viel harmloser gilt als die bekannten Chelatbildner, so kann es dennoch bei einer zu hohen Dosierung zu unerwünschten Reaktionen kommen.

Um diese möglichst zu vermeiden, sollte die individuelle Verträglichkeitsgrenze ausgetestet werden. Dies kann beispielsweise in Form von kinesiologischen Austestungen in Verbindung mit engmaschiger Beobachtung der körperlichen Reaktionen erfolgen. Sobald die Symptome zu stark auftreten, liegt eine zu hohe Dosierung vor, die es zu reduzieren gilt.

Die Darreichungsform wird sehr unterschiedlich diskutiert und schwankt von wenigen Tropfen zu Beginn bis hin zu täglich 50 Tropfen. Die Dosierung sollte unbedingt mit einem entsprechend erfahrenen Therapeuten festgelegt werden.

Bärlauch gibt es nicht nur als Tinktur, sondern auch als Frischblattkapseln. Man kann ihn natürlich auch als Frischpflanze in einem Salat oder einer Suppe verzehren, allerdings ist dies aufgrund der wenigen Wochen, in denen der Bärlauch im Frühjahr erntereif ist, meist ein jahreszeitliches Problem.

Neben dem hohen Gehalt an Schwefelverbindungen verfügt Bärlauch auch über einen hohen Vitamin-C-Anteil und wertvolle ätherische Öle.

Baunscheidtieren

Das Baunscheidtieren ist ein Heilverfahren, das zur Ausleitung über die Haut erfolgt und nach dem gleichnamigen Erfinder Carl Baunscheidt benannt wird. Er entwickelte 1884 den sog. Vitralisator, der auch als Lebenswecker, Schnäpper oder Nadelroller bezeichnet wird. Dieses Gerät besteht aus einem Handgriff und einer daran befestigten drehbaren Metallrolle, an deren Oberfläche sich ca. 40 kleine Stahlnadeln befinden. Die Enden dieser Nadeln sind mit winzig kleinen Widerhäkchen bestückt.

Der Therapeut verwendet den Vitralisator, indem er die mit den

Nadeln bestückte Rolle die Haut an den zu behandelnden Körperregionen abrollt. Die Nadeln werden ein bis zwei Millimeter tief bis in die Lederhaut gepiekst. Bei diesem etwas schmerzhaften Vorgang wird die obere Hautschicht leicht geöffnet, aber es sollte kein Blut austreten. Durch diese oberflächliche Hautöffnung können Schadstoffe ausgeleitet werden.

Häufig rollt der Therapeut mit dem Lebenswecker rechts und links der Wirbelsäule entlang, aber auch an den Armen, Unterschenkeln, auf dem Brustkorb und dem Gesäß kommt dieser Nadelpiekser zum Einsatz.

Bevor die Haut abgerollt wird, reinigt der Therapeut diese gründlich mit Alkohol. Nachdem er etwa 20-mal die betreffenden Hautregionen mit dem Lebenswecker behandelt hat, trägt er ein Baunscheidtöl auf. Dieses soll einen Reiz auf die geöffnete Hautoberfläche ausüben, damit sich in den nächsten Stunden und Tagen kleine Quaddeln, Bläschen und Pusteln bilden. Dieser künstlich erzeugte Hautausschlag zeigt sich durch eine intensive Rötung und kann anfangs ein bisschen jucken. Er ist aber für den Behandlungserfolg entscheidend, weil darüber die sich im Gewebe befindlichen Stoffwechselschlacken ausgeleitet werden sollen. Außerdem werden über die Hautreflexzonen die inneren Organe angeregt.

Das verwendete Baunscheidtöl enthält in der Regel Histamin, sodass das Baunscheidtieren bei einer Histaminintoleranz nur in Ausnahmefällen angewandt werden sollte. Ohnehin ist es ratsam, vor der Behandlung einen Test an einer unauffälligen Hautstelle durchzuführen, um die Verträglichkeit zu überprüfen.

Baunscheidtieren ist im Laufe der letzten Jahrzehnte sehr in Vergessenheit geraten. Heute sind es überwiegend Heilpraktiker, die dieses Ausleitungsverfahren überhaupt noch kennen.

Blutegeltherapie

Die Blutegeltherapie gehört zu den ältesten bekannten Heilmethoden und wird bereits seit mehreren Jahrtausenden für medizinische Zwecke eingesetzt. Aber auch in der Ayurvedatherapie kennt man Blutegel, denn selbst der indische Gott des Ayurveda Dhanvantari trägt einen Blutegel in einer Hand. Noch bis ins 19. Jahrhundert hinein war die Therapie so populär, dass sich durch den intensiven Einsatz von Blutegeln deren Population so dramatisch reduzierte, dass diese vom Aussterben bedroht waren.
Seit jeher wird dieses Therapieverfahren den ausleitenden Verfahren zugeordnet, da es nicht nur entstauend und entzündungshemmend wirkt, sondern auch für die Ausleitung von Stoffwechselprodukten und Giftstoffen sorgt.

Ein Blutegel ist ein ca. 5 cm langes wurmartiges bräunlich gefärbtes Zwittertier, das zu den höherentwickelten Verwandten der Regenwürmer gehört. Er ernährt sich von menschlichem Blut und beißt sich an der Hautoberfläche von Menschen fest, um eine Blutmahlzeit zu erhalten. Eine einzige Mahlzeit reicht für ein bis zwei Jahre als Nahrungsquelle aus.

Egel leben überwiegend in sumpfigen und moorigen Gewässern, sowie in Flusstälern und pflanzenreichen Seen. Insgesamt sind 14 verschiedene Egelarten bekannt, von denen aber nur der Medizinische Blutegel (Hirudo medicinalis) für therapeutische Zwecke eingesetzt wird. Früher wurden die Blutegel aus der freien Wildbahn rekrutiert, indem man mit hochgekrempelten Hosenbeinen durch Gewässer watete, um sich absichtlich von Blutegeln beißen zu lassen. Heutzutage stammen die Blutegel aus Zuchtanstalten und werden den Therapeuten von dort aus zugeschickt.

Der für therapeutische Zwecke genutzte Blutegel wird an bestimmten Körperstellen angesetzt, damit dieser an die menschliche Haut andockt. Man spricht bei diesem Vorgang zwar von einem Blutegelbiss, aber genau genommen ist dies ein Sägevorgang. Denn mit sternenförmig angeordneten Sägeleisten bohrt sich der Blutegel in die Haut, um seinen Blutsaugvorgang zu starten. Der Schmerz des Bisses ist vergleichbar mit einem Mückenstich oder dem Einstich einer Spritze.

Die Blutegel werden an den vom Therapeuten ausgesuchten Hautstellen angesetzt, sodass sie sich mit Blut vollsaugen können. In der Regel ist der Blutegel nach dem Aufsaugen von 10 ml Blut gesättigt, so dass er nach etwa 30 Minuten von alleine abfällt. Abhängig von der Größe des Blutegels und seinem Hungergefühl kann der Saugvorgang auch mal bis zu 3 Stunden andauern.

Wichtig ist, das automatische Abfallen des Egels abzuwarten, weil ein gewaltsames Entfernen zum Verbleib von Kieferteilen in der *Wunde führen kann.* Will man das automatische Beenden der Saugzeit dennoch nicht abwarten, so soll es möglich sein, den Blutegel durch das Beträufeln mit Alkohol, Salz oder Essig von der Haut abzulösen. Allerdings wird dies kontrovers diskutiert, weil es Befürchtungen gibt, der Blutegel könnte sich durch diese Maßnahmen erbrechen, sodass dadurch Erreger in die Blutbahn des Patienten gelangen würden.

Nach dem Abfallen des Blutegels blutet die geöffnete Hautstelle noch nach, wodurch weitere 40 ml bis 50 ml Blut ausgeleitet werden. Diese Nachblutung kann mehrere Stunden andauern und ist optisch nicht für jedermanns Augen geeignet. Der Wirkmechanismus der Blutegeltherapie wird auf die Injektion von bestimmten Blutegelwirkstoffen, die die Egel absondern, zurückgeführt. Hierbei handelt es sich hauptsächlich um die Substanzen Hirudin und Calin, durch die die Blutgerinnung gehemmt wird. Das Blut bleibt dadurch fließfähig, so dass die Wunde ca. 12 Stunden lang tropfenweise nachbluten kann. Man spricht aufgrund der Nachblutung auch von einem sanften Aderlass.

Da durch den Blutegel nicht nur Blut, sondern auch Lymphflüssigkeit ausgeleitet wird, kommt es zu einer Aktivierung des Lymphstroms. Dadurch fließt gestaute Lymphe samt ihrer Ablagerungen ab und frische Lymphe kann nachfließen.

Auch wenn es nicht gerade appetitlich anzusehen ist, wenn das Blut einige Stunden lang aus der Wunde tropft, so sollte das Nachbluten dennoch nicht unterbrochen werden. Das Ausleiten des Blutes ist nämlich ein wichtiger Bestandteil der Blutegeltherapie und trägt zum Heilungsprozess als auch zur Wundreinigung bei. An vielen Körperstellen ist es außerdem möglich, die blutenden Hautstellen mit einem aufsaugenden lockeren Verband zu versorgen, der jedoch die Blutung nicht unterdrückt.

Bis das Verheilen der Wunden abgeschlossen ist, sollten diese regelmäßig vom Therapeuten kontrolliert werden. Die anfangs möglicherweise auftretenden Blutergüsse im Bereich der Bissstellen bilden sich innerhalb von wenigen Tagen wieder zurück. Die Bissstellen selbst verheilen in der Regel nach wenigen Wochen komplett und sind danach meistens gar nicht mehr zu erkennen oder nur durch kleine weiße Hautpünktchen sichtbar.

Die Anzahl der verwendeten Blutegel ist von verschiedenen Faktoren abhängig wie beispielsweise dem Alter des Patienten, dem Krankheitsbild und auch der Blutegelgröße. Als Faustregel gilt, dass bei akuten Erkrankungen mehr Blutegel angesetzt werden als bei chronischen Krankheiten. Während bei Erwachsenen je nach Indikation bis zu 8 Blutegel gleichzeitig verwendet werden, darf es bei Kleinkindern lediglich ein Egel sein.

Aus hygienischen Gründen werden die Blutegel nur einmal verwendet. Denn aufgrund der Gefahr, dass der Blutegel aufgenommene Erreger an den nächsten Blutswirt weitergeben kann, ist nur eine einmalige Verwendung der Blutsauger erlaubt.

Blutegel werden bei verschiedensten gesundheitlichen Beschwerden eingesetzt wie beispielsweise bei Tinnitus, Krampfadern, Arthrose, Herpes, Gicht und Venenleiden. In erster Linie soll die Blutegeltherapie dazu beitragen, Schmerzen zu lindern, aber auch lokale Fülle und Stauungszustände zu verringern.

Bei bestimmten Erkrankungen hat eine Blutegeltherapie zu unterbleiben wie unter anderem bei einer Blutanämie, Bluterkrankung, Immunschwäche, Hauterkrankung an der zu behandelnden Körperstelle, Magen- und Darmgeschwür, chronischer Erkrankung und bei der Einnahme von Blutverdünnungsmitteln wie Marcumar. Auch Personen mit einer Allergie auf die Inhaltsstoffe der Blutegelsekrete sollten alternative Heilverfahren wählen. Da die Sekrete auch Histamin enthalten, ist die Blutegeltherapie bei einer Histaminintoleranz ebenfalls nicht ratsam.

Interessanterweise wird der Blutegel mittlerweile nicht nur in der Naturheilkunde eingesetzt. Auch bei chirurgischen Eingriffen, bei denen es um rekonstruktive Operationen und Transplantationen geht, macht man sich die besonderen Speicheleigenschaften des Blutegels zunutze, die für einen besseren Heilungsverlauf sorgen sollen.

Brennkegelbehandlung

Das Setzen von Brennkegeln kommt, wie der Aderlass und das Schröpfen auch, aus dem Erfahrungsschatz von Hildegard von Bingen. Die Brennkegelbehandlung wird heutzutage eher selten eingesetzt und erfolgt meistens durch Therapeuten, die sich auf Therapieverfahren von Hildegard von Bingen spezialisiert haben.

Durch die Brennkegel soll - ähnlich wie beim Schröpfen - das Ausfließen von Lymphe erreicht werden. Hierfür wird die Haut an der jeweiligen Körperstelle zusammengerollt und mit einem glimmenden Stück Leinenstoff kurz angesengt. Die hierdurch entstandene Brandwunde wird mit einer speziellen Wundauflage für bis zu 12 Wochen offengehalten, sodass ein künstlich erzeugtes Geschwür entsteht. Dieses Geschwür soll dann in der Lage sein, die Giftstoffe aus dem Körper auszuleiten.

Cantharidenpflaster

Das Cantharidenpflaster ist heutzutage etwas in Vergessenheit geraten, obwohl es bereits vor über 2.500 Jahren angewandt wurde. Das Verfahren des Cantharidenpflasters wird im Gegensatz zu Ausleitungsverfahren, in denen Blut involviert ist, auch als weißer Aderlass bezeichnet.

Man erreicht mit diesem Pflaster eine lokale Entgiftung, die über die Haut erfolgt. Hierfür wird das Pflaster auf der Haut angebracht, sodass eine starke Hautreizung provoziert wird, aus der sich anschließend eine mit Lymphe gefüllte Blase bilden kann. Diese Blase ist ähnlich wie eine Brandblase, die nässt und aus der Krankheitsstoffe und Entzündungsserum heraustreten. Während bei einer Brandblase auch tiefer liegende Hautschichten geschädigt werden, kommt es bei dem Cantharidenpflaster nur zum Absterben der obersten Hautschicht, sodass keine Narben zurückbleiben sollen.

Das Pflaster verbleibt bis zu 16 Stunden auf der Haut, erst dann ist die prall gefüllte Blase zu sehen.
Als Basis für das Pflaster wird eine Paste verwendet, die aus pulverisierten Canthariden hergestellt wird. Dieses Pulver wird aus dem sog. Cantharidenkäfer hergestellt, der auch als

Spanischer Käfer oder Spanische Fliege bezeichnet wird und in Wüstengebieten lebt. Sie enthalten den Stoff Cantharidin, der als sehr giftig gilt, sobald er innerlich eingenommen wird.

Die Anwendungsgebiete des Cantharidenpflasters sind sehr vielfältig und werden von naturheilkundlichen Behandlern u. a. eingesetzt bei rheumatischen, arthritischen und neuralgischen Schmerzen. Auch bei Gicht, Entzündungen im Kopf- und Halsbereich und Mittelohrentzündungen wird es häufig verwendet.

Chelattherapie

Dieses Therapieverfahren wird in der Umweltmedizin als die Königsklasse der Ausleitungsverfahren bezeichnet. Sie wirken sehr tiefgreifend und gehören unbedingt in erfahrene therapeutische Hände.

Unter einer Chelattherapie versteht man den Einsatz von chelatbildenden Substanzen wie EDTA, DMSA und DMPS. Sie sind synthetisch hergestellte Chelatbildner, im Gegensatz dazu gibt es auch natürlich chelatierende Substanzen, die aus verschiedenen Pflanzen bestehen wie u. a. Knoblauch, indischer Senf und Chlorella Algen.

Die Verabreichung der synthetischen Chelatbildner ist leider nicht ohne Risiko und sollte auch nur bei relevanten Intoxikationen erfolgen. Besonders von auftretenden Nierenschädigungen wird gelegentlich berichtet, meistens dann, wenn der Patient bereits entsprechende Vorschädigungen hatte.

Auch von vereinzelten Todesfällen war in der Vergangenheit zu hören. Diese traten nach heutigen Erkenntnissen meist dann auf, wenn die Dosierung zu hoch und die Infusionsdauer viel zu kurz war. In diesen Fällen wurden folglich in zu kurzer Zeit zu große Mengen Schwermetalle mobilisiert, die die Nieren komplett überforderten und was zu Nierenversagen führte. Mit zunehmender Erfahrung und damit einhergehendem vorsichtigerem Umgang mit Chelatbildnern kommt es mittlerweile zu deutlich weniger Zwischenfällen.

Trotzdem sind aufgrund der bekannten möglichen Neben-

wirkungen einige Fachleute der Meinung, dass die Chelatbildner nur in akuten Situationen verwendet werden sollten. Unbestritten ist hingegen, dass die Chelatbildner – und hier in erster Linie DMSA und DMPS – als lebensrettend wirken, wenn akute oder schwere Schwermetallvergiftungen vorliegen.
Sicherlich sind eine Nutzen-Risiko-Abwägung und die individuelle Konstitution des Patienten entscheidend, ob eine Chelattherapie verabreicht werden sollte oder nicht.

Bei schweren und akuten Vergiftungen überwiegt in der Regel jedoch der Nutzen, weil bei diesen Patienten die Verabreichung von Chelatbildnern lebensrettend wirken können. Selbst Therapeuten, die eigentlich eher für sanftere Entgiftungsmaßnahmen plädieren, sehen bei schweren Intoxikationen zu den Chelatbildnern keine Alternative. Meist wird in diesen Fällen DMSA oder DMPS gewählt.

Chelatbildner sind in der Lage, unlösliche Stoffe einzuhüllen und sie in eine lösliche Form umzuwandeln. Auf diese Weise können Schwermetalle aufgeschlossen werden, sodass sie über die Entgiftungsorgane ausgeschieden werden können. Die Bindung eines Metalls durch einen Chelatbildner bezeichnet man als Chelation. Hauptsächlich werden durch Chelatbildner radioaktive Substanzen, aber auch Metalle wie Quecksilber, Blei, Cadmium, Aluminium, Nickel, Arsen, Kobalt und Antimon ausgeleitet.

Chelatbildner binden allerdings nicht nur Schwermetalle, sondern schwemmen auch wichtige Mineralstoffe, Vitalstoffe und Spurenelemente aus dem Körper. Aus diesem Grund ist es ganz wichtig, den Körper schon einige Tage (oder besser noch Wochen) vor und nach der Chelattherapie ausreichend mit diesen Nährstoffen zu versorgen.

Die Chelattherapie kann ambulant durchgeführt werden oder stationär in entsprechenden Umweltkliniken. In der Regel erfolgen die Therapien als Infusion, es gibt aber auch einige Präparate in Kapselform. Die Dosierung wie auch die Anzahl der Infusionen ist immer abhängig von dem Schweregrad der Schwermetallbelastung. An den Tagen der Ausleitung sollte auf die Einnahme von Mineralstoffen und Vitaminen verzichtet werden, um die Bindungskapazität der Chelatbildner nicht zu beeinträchtigen.

Auch wenn dies sehr kontrovers diskutiert wird, so sollen Chelatbildner dennoch sehr erfolgreich auch bei Durchblutungsstörungen der Beine, Halsschlagader und Herzkranzgefässe eingesetzt werden können. So konnte lt. erfahrener Chelattherapeuten schon so manche Bypassoperation vermieden werden.

Chlorellaalgen (pyreniodosa oder vulgaris)

Chlorellaalgen sind Süßwasseralgen und werden bereits seit vielen Jahren zur Ausleitung von Schadstoffen verwendet. Besonders bei Belastungen mit Quecksilber, Blei, Nickel, Arsen, Chrom und Cadmium kommen sie häufig zum Einsatz. Diese Schadstoffe werden von den Chlorellaalgen im Darm gebunden und ausgeschieden. Die körpereigene Entgiftung wird auch im übrigen Organismus verbessert, indem es zu einer Steigerung der Enzymaktivität im Entgiftungsstoffwechsel kommt.

Chlorellaalgen werden häufig in Kombination mit Chelatbildnern eingenommen, da sie im Darm die mobilisierten Schadstoffe binden können. Es wird empfohlen, die Algen über den Tag verteilt einzunehmen. Interessanterweise treten bei den meisten Patienten die geringsten Nebenwirkungen auf, wenn sie die Algen hoch dosieren und zwar täglich bis zu 50 g. Die Einnahme erfolgt immer nach dem Essen und vor dem Zubettgehen.

Chlorellaalgen sind einzellige Mikroalgen und gehören zu den ältesten Pflanzen unseres Planeten. Aufgrund ihrer Größe von bis zu 8 µ sind sie nur mikroskopisch erkennbar. Sie bestehen zu 60 % aus Eiweiß und verfügen über 19 wertvolle Aminosäuren und weitere Nährstoffe wie Vitamine sowie eine besondere Kombination von Nukleinsäure und Chlorophyll. Überwiegend wird die Chlorella pyrenoidosa verwendet, deren sekundärer Pflanzenstoff Sporopollenin besonders intensiv entgiftet. Eine sanftere Entgiftung wird der Chlorella vulgaris nachgesagt, weil sie eine dünnere Zellwand hat.

Da Chlorellaalgen aufgrund ihrer Affinität zu Schwermetallen in belasteten Wässern mit Schadstoffen in Kontakt kommen und diese verinnerlichen, sollte man beim Erwerb der Algen unbedingt auf deren Herkunft und damit Reinheit achten.

Denn werden dem ohnehin schon mit Schwermetallen belasteten Patienten zusätzlich belastete Algen verabreicht, wirkt diese Behandlungsform natürlich völlig kontraproduktiv.

Besonders wertvoll sind Algen aus natürlicher Umgebung mit sauberem Wasser, viel Sonnenlicht und reiner Luft. Luftverschmutzende Industrien, Flugverkehr und starker Autoverkehr sollten möglichst weit entfernt liegen, sodass auch keine Verunreinigung über die Luft erfolgen kann. Am sichersten wird man schließlich sein, wenn der Hersteller die produzierten Chargen vor seiner Auslieferung auf eventuelle Schadstoffe hin untersucht. Viele der Chlorellaalgen werden in künstlichen Zuchtbecken herangezogen, aber es gibt auch Anbieter, die ihre Algen aus Wildanbau beziehen. Diese verfügen über höhere Chlorophyllwerte als die künstlich gezüchteten Algen.

Während Meeresalgen oft über hohe Jodanteile verfügen, beinhalten die Süßwasser-Chlorellaalgen meistens gar keine Jodmengen und können somit in der Regel bedenkenlos bei Schilddrüsenerkrankungen verwendet werden.

Clark-Ausleitung

Dr. Hulda Clark war eine amerikanische Biophysikerin und Physiologin, die einige wegweisende Therapien entwickelte, um die Gesundheit auf unterschiedlichen Wegen zu unterstützen.

Ihre bekanntesten Verfahren sind die nach ihr benannten Nieren-, Leber- und Parasitenreinigung sowie der Zapper.

Die obigen Reinigungsprogramme hielt sie für wichtige Grundlagen, um den Körper effektiv zu entgiften. Sie riet stets dazu, zunächst die Entgiftungsorgane zu unterstützen und Blockaden zu beseitigen und erst anschließend die Schadstoffausleitungen durchzuführen. Eines ihrer favorisierten Verfahren war zweifelsohne die Leberreinigung, die im weiteren Verlauf des Buches vorgestellt wird.

Darüber hinaus entwickelte Frau Dr. Clark ein Ausleitungsverfahren auf der Basis der körpereigenen Aminosäuren Aspartinsäure und Lysin.

Diese Methode geht davon aus, dass diese Aminosäuren in allen weißen Blutkörperchen wie u. a. den Granulozyten und Lymphozyten vorhanden sind. Diejenigen Blutkörperchen, die diese beiden Aminosäuren nicht in sich tragen, würden stattdessen Quecksilber oder Thallium enthalten.

Cutler-Ausleitung

Die Cutler-Ausleitung ist nach dem Entwickler Dr. rer. nat. PA Andrew Cutler benannt, einem kalifornischen Chemiker, der seinerzeit selbst von einer Quecksilbervergiftung betroffen war. Vor seiner Erkrankung war er viele Jahre als Wissenschaftler in der Luft- und Raumfahrt beschäftigt. Auf der Basis seines beruflichen Wissens als Chemiker und seiner Zugangsmöglichkeiten zu wissenschaftlichen Informationen entwickelte er das Cutler-Protokoll, mit dessen Hilfe er selbst wieder gesundete.

Nach der Erfahrung von Dr. Cutler lässt sich Quecksilber am besten durch eine Kombination von DMSA oder DMPS und Alpha-Liponsäure ausleiten. Dabei werden die Präparate in eng aufeinanderfolgenden Abständen in oraler Form eingenommen. DMSA und DMPS wirken überwiegend extrazellulär, Alpha-Liponsäure hingegen intrazellulär.

Es ist wichtig, dass die Einnahme nicht nur tagsüber erfolgt, sondern nachts fortgesetzt wird. Cutler begründet dies damit, dass sonst die Gefahr bestehe, dass keine Ausleitung der Schwermetalle erfolgen würde, sondern lediglich eine Umverteilung. Daher ist es seiner Erfahrung nach wichtig, mindestens 4 Tage und 3 Nächte lang die Entgiftung durchgehend nach dem u. g. Zeitablauf anzuwenden.

Die Dosierung im Überblick:

DMPS 50 – 100 mg, alle 8 Stunden

Oder

DMSA 50 – 300 mg, alle 4 Stunden

Alpha-Liponsäure 30 – 200 mg, alle 3 – 4 Stunden

Die DMSA- bzw. DMPS-Dosierung sollte anfangs nicht mehr als 50 mg betragen, um die individuelle Verträglichkeit zu testen. Mit jeder weiteren Runde wird die Dosierung vorsichtig gesteigert, um herauszufinden, bei welcher Menge die maximale Verträglichkeit liegt. Dieses Einnahmeschema nach Cutler soll 4 bis 14 Tage lang durchgeführt werden, danach für ebenfalls 4 bis 14 Tage unterbrochen und anschließend wiederholt werden.

Eine Kombination mit anderen Ausleitungsmethoden ist zu unterlassen, da es zu einer beeinträchtigten Wirksamkeit kommen kann.

Wer weder DMSA noch DMPS einnehmen möchte, kann das Einnahmeschema auch ausschließlich mit Alpha-Liponsäure durchführen. Zwar dauert die Ausleitung dann wesentlich länger, aber sie funktioniert trotzdem.

DMPS (Sodium 2,3dimercaptopropanelsulfonate)

DMPS gehört neben DMSA und EDTA zu den Chelatbildnern, die sehr effektiv entgiften und von vielen Umweltmedizinern favorisiert werden. Eine Ausleitung mit diesen Präparaten gehört unbedingt in erfahrene Therapeutenhände.

DMPS wird als das Entgiftungsmittel gesehen, das Quecksilber und Kupfer am effektivsten ausleitet. Dabei entgiftet DMPS die Schadstoffe in einer ganz bestimmten Reihenfolge, indem Zink an erster Stelle steht und erst danach Zinn, Kupfer, Arsen und anschließend Quecksilber und Blei gebunden werden.

Dies erklärt auch dieses immer wieder auftretende Phänomen, bei dem viele Patienten einen auffallend hohen Kupferwert nach einer DMPS-Ausleitung im Urin und/oder Stuhl aufweisen und der Quecksilberwert völlig unauffällig ausfällt. Diese Werte führen unerfahrene Therapeuten leicht in die Irre und veranlassen zu Fehldiagnosen.

Dabei ist ein überaus hoher Kupferwert in der Regel ein ganz deutlicher Indikator darauf, dass im Körper noch große Quecksilberdepots schlummern. Erst mit weiteren Ausleitungen können diese nach und nach abgebaut werden. Im Laufe der Zeit wird sich dann der Kupferwert verringern und der Quecksilberwert erhöhen.

Da DMPS neben Schwermetallen auch Mineralstoffe und Spurenelemente ausleitet, ist es wichtig, vor der DMPS-Verabreichung einen entsprechenden Status anhand einer Blutentnahme vorzunehmen. Wird ein Nährstoffmangel festgestellt, muss dieser zunächst behoben werden, bevor DMPS gegeben wird. DMPS wird meistens als Injektion oder Infusion verabreicht. Es sind zwar auch Kapseln verfügbar, diese sollen allerdings nicht so wirksam sein wie die Flüssigvariante.

DMPS ist eines der effektivsten Entgiftungsmittel überhaupt, aber auch dieses hat seine Grenzen. So ist es nicht in der Lage, intrazellulär zu wirken und die Blut-Hirn-Schranke zu passieren. Eine Entgiftung des Gehirns ist damit also nicht möglich.

Noch bis vor wenigen Jahren war DMPS quasi der letzte Ausweg, um eine Schwermetallvergiftung zu behandeln. Bevor man zu DMPS griff, versuchte man in den meisten chronischen Fällen zunächst, die Schwermetalle mithilfe anderer Mittel auszuleiten. Denn zu groß war die durchaus berechtigte Angst vor unerwünschten Nebenwirkungen, die durch DMPS auftreten können. Da man mittlerweile viel Erfahrung hinzugewonnen hat, treten diese Reaktionen nicht mehr in der Häufigkeit auf wie zuvor.

Dennoch sollten sich die Anwender als auch die Patienten darüber bewusst sein, dass DMPS ein sehr stark wirkendes Präparat ist, das nicht gänzlich ohne Nebenwirkungsrisiken verwendet werden kann. Personen mit einer eingeschränkten Nierenfunktion sollten auf andere Entgiftungsmittel ausweichen. Auch Patienten mit Multipler Sklerose und anderen Autoimmunerkrankungen sollten andere Präparate wählen.

Der Zeitraum zwischen den einzelnen DMPS-Verabreichungen richtet sich nach dem Schweregrad der Vergiftung und dem körperlichen Zustand des Patienten. Anfangs wird bei schweren Intoxikationen mehrmals wöchentlich DMPS gegeben und mit zunehmender Verbesserung des Gesundheitszustandes werden die Zeiträume immer weiter ausgedehnt. Ist zunächst noch eine

DMPS-Spritze pro Monat erforderlich, so reicht mit der Zeit oft eine Spritze im Abstand von 6 Monaten.
In der Zwischenzeit können die auszuleitenden Schwermetalle über das osmotische Gefälle nachrücken und mit der nächsten Injektion greifbar werden.

Ursprünglich wurde DMPS in China entwickelt, manche Literaturangaben verweisen jedoch darauf, dass es im Jahr 1957 ursprünglich für russische Minenarbeiter entwickelt wurde. Jedenfalls wird es seit vielen Jahrzehnten sehr intensiv in Russland eingesetzt, wenn Minenarbeiter Schwermetallvergiftungen aufweisen. Neben Quecksilber, Cadmium, Blei und Kupfer werden auch Arsen, Silber und Zinn gebunden.
Die Ausscheidung der Schwermetalle erfolgt anschließend über die Nieren, sodass DMPS nur bei Patienten mit gesunden Nieren eingesetzt werden darf.

Je nach Schweregrad der Schermetallvergiftung können die durchschnittlich verabreichten Dosierungen jedoch zu hoch sein, sodass Patienten mit einer schweren Vergiftung lt. dem bekannten Toxikologen Dr. Daunderer lediglich an den Ampullen schnüffeln sollten. Nach seinen Erfahrungen kann auch dies schon zur Entgiftung beitragen.

Da durch DMPS vorübergehend hohe Mengen an Schwermetallen gelöst werden und über die Nieren ausgeschieden werden müssen, ist es äußerst wichtig, viel Wasser zu trinken. Die Ausleitung erfolgt auch über den Darm, sodass unbedingt auch Bindemittel wie Chlorellaalgen, medizinische Kohle, Heilerde oder Zeolith eingenommen werden sollten.

DMSA (Dimercapto-Bernsteinsäure)

DMSA ist einer der wichtigsten Chelatbildner und gehört seit Jahrzehnten zu den bevorzugten Mitteln bei der Behandlung von Schwermetallvergiftungen, die in Verbindung mit Quecksilber, Blei und Arsen stehen.

Im Vergleich zu DMPS treten hier in der Regel deutlich weniger Nebenwirkungen auf und es besteht ein geringeres Allergiepotential. Außerdem ist DMSA in der Lage, die Blut-Hirn-

Schranke zu durchschreiten, um das Gehirn zu entgiften.

DMSA wird in der Regel in Kapselform verabreicht in einer Dosierung mit je 50 mg, 100 mg oder 200 mg. Es gibt aber auch DMSA-Infusionen, die möglicherweise noch effektiver entgiften als die Kapseln, allerdings sind diese nicht für den Hausgebrauch geeignet.

Zu den Dosierungen gibt es sehr unterschiedliche Empfehlungen. Grundsätzlich richtet sich die Dosierung nach dem Vergiftungsgrad, dem Körpergewicht und dem gesamten Gesundheitszustand des Patienten. Eine übliche Dosierung liegt bei 10 mg DMSA pro 1 kg Körpergewicht. Demnach würde ein Patient mit einem Körpergewicht von 55 kg 550 mg DMSA erhalten.

Andere Therapeuten geben den Patienten an drei hintereinander folgenden Tagen im Abstand von mehreren Stunden jeweils 100 mg DMSA auf nüchternen Magen. Nach diesen drei Tagen folgt eine elftägige Pause, in der die Mineralstoffe und Spurenelemente wieder aufgefüllt werden.

Die Ausleitungsfähigkeit von DMSA wird nicht nur zur Therapie genutzt, sondern auch zur Diagnostik. Weitere Informationen erhalten Sie im Kapitel „Diagnose einer Schwermetallvergiftung“.

DMSA ist verschreibungspflichtig und wird von einigen deutschen Apotheken hergestellt oder ist alternativ rezeptfrei im Ausland erhältlich.

EDTA (EthylenDiaminTetraAcetat)

EDTA gehört wie DMSA und DMPS zu den synthetischen Chelatbildnern und wurde erstmals 1948 angewandt, als bei zahlreichen Matrosen beim Anstreichen mit bleihaltigen Farben Bleivergiftungen festgestellt wurden.

Man nutzte damals die Fähigkeit des EDTAs, durch das Einatmen der bleihaltigen Farbdämpfe aufgenommenes Blei binden zu können und aus dem Körper auszuleiten. Man stellte fest, dass sich das Allgemeinbefinden der Patienten durch die EDTA-Anwendung deutlich verbesserte.

Inzwischen sind die Erfahrungen mit EDTA-Ausleitungen sehr umfangreich geworden, sodass man mittlerweile wesentlich klarer die individuellen Dosierungen festlegen kann.

Während in den USA in den 1950-er und 60-er Jahren EDTA-Therapien sehr intensiv betrieben wurden, kam EDTA erst viele Jahre später auch in Deutschland zur Anwendung. Mittlerweile gibt es hier zahlreiche Therapeuten, die sich auf diese Behandlungsform spezialisiert haben.

Geht es nach dem bekannten Toxikologen Dr. Daunderer, so ist die Anwendung mit EDTA allerdings mit vielen Nebenwirkungen verbunden. In seinen Veröffentlichungen warnte er geradezu vor EDTA.

Im Laufe der vielen Jahre habe ich mehrfache EDTA-Infusionen erhalten und habe keinerlei negative Erfahrungen gemacht. Ich habe allerdings festgestellt, dass die Schwermetalle durch die DMPS und DMSA-Ausleitungen wesentlich effizienter waren. Die bei diesen beiden Verfahren gemessenen Werte waren in der Regel immer deutlich über den referenzüberschreitenden Grenzwerten, bei den EDTA-Infusionen hingegen kam es meistens nicht zu labortechnischen Auffälligkeiten.

Elektrolyse-Fußbad

Ein Elektrolyse-Fußbad ist eine sanfte Entgiftungsmethode, die bei einer Schwermetallbelastung begleitend zu anderen Ausleitungsverfahren eingesetzt werden kann. Nach bisherigen Erkenntnissen werden insbesondere Schwermetalle wie Blei, Aluminium, Silber, Titan, Barium und Nickel ausgeschieden, während man im Urin kaum Quecksilber, Palladium und Cadmium messen konnte.

Studien konnten belegen, dass durch ein Elektrolyse-Fußbad Schwermetalle mobilisiert und vermehrt über die Nieren ausgeschieden werden können. Die Hauptausscheidungen erfolgen in den ersten sechs bis zehn Stunden nach der Anwendung.

Die Behandlungsdauer beträgt etwa 30 Minuten. Während der

Anwendung sitzt man bequem und entspannt auf einem Stuhl oder Sessel und badet die Füße im lauwarmen, hydrogalvanischen Fußbad, dem zuvor eine spezielle Salzlösung zugegeben wurde.

Während der Anwendung verfärbt sich die Wasserfarbe. Das anfangs klare Wasser wird zunehmend trüber und ist am Ende der Sitzung meistens braun, grün oder sogar tief schwarz.
Je stärker die Schadstoffbelastung, desto dunkler wird in der Regel das Wasser. Im Umkehrschluss bedeutet dies jedoch nicht, dass bei einem hellen Wasser keine Belastung vorliegt. Hier wird erst im weiteren Verlauf von mehreren Anwendungen die Ausscheidung aktiviert, sodass die Verfärbung des Wassers mit jeder Sitzung zunimmt. Die Verfärbung des Wassers wird auf oxidative Prozesse zurückgeführt, die auf der Grundlage der Elektrolyse bzw. des galvanischen Stroms entsteht.

Je nach Art der Ausscheidung verfärbt sich nicht nur das Wasser, sondern es kommt auch zu auffallenden Geruchsentwicklungen. So kann es durchaus sein, dass auch bei einem mehrjährigen Ex-Raucher die Raumluft nach der Anwendung nach Nikotin riecht.

Das Elektrolyse-Fußbad ist eine elektrophysikalische Methode, die bis auf die Zellebene wirken soll. Elektrolyse bedeutet Spaltung durch Strom, und diese elektrischen Ströme sorgen dafür, dass die Elektronenverfügbarkeit im Körper erhöht wird. Das hat den positiven Effekt, dass Schadstoffe im Körper neutralisiert werden können, weil diese nur so lange aggressiv sind, wie ihnen Elektronen fehlen. Nach dem Einschalten wird über den Ionengenerator eine Elektrolyse begonnen. Dadurch wird das Badewasser ionisiert und stellt somit negative und positive Ionen zur Verfügung.

Bei den Elektrolyse-Fußbädern gibt es viele verschiedene Anbieter mit großen Qualitätsunterschieden. Da in der Vergangenheit vielfach qualitativ schlechte Produkte zu völlig überhöhten Preisen auf Kaffeefahrten an häufig ahnungslose Teilnehmer und unter fragwürdigen Methoden verkauft wurden, ist das Elektrolyse-Fußbad leider immer mal in Misskredit geraten.
Auch die diversen Diskussionen über das Für und Wider dieser Anwendungen haben nicht unbedingt für einen guten Ruf gesorgt.

Betrachtet man jedoch seriös erstellte Literatur und befragt erfahrene Therapeuten, so zeigt sich mit dem Elektrolyse-Fußbad ein sehr sinnvolles Entgiftungsgerät.

Nachweise über den Wirkmechanismus konnten durch verschiedene Methoden aus der Naturheilkunde wie Dunkelfeld-mikrokopie, Elektroakupunktur nach Voll, Bioresonanz, Kinesiologie oder Vegatest erbracht werden. Hierbei wurden jeweils Vorher-Nachher-Messungen vorgenommen.
Die Anwendung des Elektrolyse-Fußbades wird grundsätzlich als angenehm empfunden. Um eine möglichst effektive Wirkung zu erzielen, sollte man vor, während und nach der Anwendung insgesamt mindestens 2 Liter Wasser trinken. Außerdem ist es sinnvoll, die Ausscheidungsorgane mit entsprechenden Präpa-raten zu unterstützen.

Die Anwendung des Elektrolyse-Fußbads wird kurweise für jeweils bis zu 15 Sitzungen im Rhythmus von 1 bis 2 Wochen empfohlen. Nach einer Pause von etwa 8 Wochen kann dann die nächste Kur durchgeführt werden. Bei älteren Personen ist von einer häufigeren Anwendung abzuraten. Die Anwendung des Elektrolyse-Fußbades sollte nicht erfolgen bei Personen mit Epilepsie, Herzschrittmacher oder Metallimplantaten. Auch bei Schwangeren und Patienten nach einem Schlaganfall oder Herzinfarkt sollte eine Anwendung unterbleiben.

Da es durch die Elektrolyse auch zu einer Ausscheidung wichtiger Vitalstoffe kommt, sollten diese nach der Anwendung ausreichend aufgefüllt werden. Insbesondere betrifft dies Magnes-ium, Eisen, Zink, Mangan, Kalzium und Chrom.

Entgiftungspflaster

Entgiftungspflaster werden seit vielen Jahren in Japan eingesetzt und werden hauptsächlich auf der Basis von Bambus hergestellt.

Diese auch als Detoxpflaster oder Vitalpflaster bezeichneten Pads werden inzwischen weltweit von vielen verschiedenen Herstellern angeboten. Dabei sind mitunter große Qualitätsunterschiede zu beobachten. Als die effektivsten Pflaster sollen diejenigen auf der Basis von Bambusessig sein.

Grundsätzlich können Entgiftungspflaster auf beliebige Körperstellen geklebt werden, wo sie in der Regel über Nacht wirken sollen. Da die entgiftende Wirkung besonders effektiv an den Körperteilen ist, die zum Schwitzen neigen, hat sich das Pflasteraufkleben auf die Fußsohlen am besten bewährt. Auf beide Fußsohlen wird vor dem Schlafengehen je ein Pflaster geklebt und am nächsten Morgen entfernt.

Hersteller beziehen die besondere Wirkung über die Fußsohlen darauf, dass der Körper gemäß der Traditionellen Chinesischen Medizin über 360 Akupunkturpunkte verfügt. Allein an den Fußsohlen kennt man mehr als 60 dieser Punkte. Man geht davon aus, dass über diese Punkte und den hiervon ausgehenden Meridianen sämtliche inneren Organe, Körperteile und Drüsen erreicht werden können. Hierdurch wird eine verbesserte allgemeine Durchblutung des Körpers und insbesondere der Organe erreicht.

Bei erfolgreicher Entgiftung sind die Pflaster am nächsten Morgen aufgrund der ausgeleiteten Toxine dunkel verfärbt und riechen meist etwas streng. Die Farbskala reicht dabei von leicht bräunlich bis hin zu schwarz. Je intensiver die Verfärbung ist, desto stärker soll die toxische Belastung des Anwenders sein. Je regelmäßiger die Pflaster getragen werden, desto heller wird die Farbe im Laufe der Zeit.

Empfohlen wird eine kurweise Anwendung für eine Dauer von bis zu 3 Wochen. Nach einer Pause, die individuell festgelegt wird, kann man die nächste Kur anschließen. Alternativ kann auch eine Anwendung von ein- bis zweimal wöchentlich sehr effektiv sein.

Einige Hersteller werben damit, dass durch die Entgiftungspflaster im Gegensatz zu anderen Entgiftungsmethoden wesentlich weniger Nebenwirkungen auftreten sollen.

Fasten

Fasten als Maßnahme zur Gesundheitserhaltung wird schon seit Jahrtausenden in verschiedenen Kulturen praktiziert und gilt als ein bewährtes, traditionell angewandtes Verfahren, um eine

Entgiftung und Entschlackung des gesamten Organismus zu bewirken. Aufgrund des reinigenden Effekts wird Fasten auch als Großputz des Körpers angesehen.

Durch den Verzicht auf Essen kommt es zu einer Entlastung des Stoffwechsels und Anregung der Entgiftung. Dabei werden im Körper abgelagerte fettlösliche Giftstoffe freigesetzt und über die Leber in den Darm abgegeben. Von dort aus werden sie über den Stuhl ausgeleitet. Die Wirksamkeit des Fastens wird durch viel Trinken und ausreichende Bewegung enorm gesteigert.
Es gibt verschiedene bewährte Arten des Fastens, zu den bekanntesten gehören Heilfasten, Mayr Kur, Saftfasten, Basenfasten, Schrothkur und Früchtefasten. Welche Form und Dauer für Sie persönlich am besten geeignet ist, sollten Sie mit Ihrem Therapeuten besprechen. Dies gilt ganz besonders für Personen mit Untergewicht oder Vorerkrankungen.

Allgemein gilt, dass Fasten für den Körper gerade in den ersten Tagen sehr anstrengend sein kann. Auch sollten Sie eine Fastenkur möglichst auf Tage legen, an denen Sie keinem Stress ausgesetzt sind und genug Zeit für Ruhephasen haben. Auch sollten Sie keine körperlich oder mental fordernden Arbeiten durchführen müssen. Bedenken Sie, dass durch das Fasten Gift und Schlackenstoffe freigesetzt werden und mit schadstoffbindenden Präparaten aus dem Körper ausgeleitet werden müssen, um Vergiftungssymptome und eine Rückvergiftung zu vermeiden.

Außerdem führen Fasten und insbesondere länger andauernde Diäten zu einem starken Verbrauch von Glutathion. Sorgen Sie daher für eine zusätzliche Glutathion-Einnahme.

Eine Fastenkur – in welcher Variante auch immer – sollte nur durchgeführt werden, wenn dies körperlich zu verantworten ist. Denn zunächst wird der Körper aufgrund der eingeschränkten Nahrungszufuhr in einen geschwächten Zustand geführt.

Wenden Sie eine Fastenkur nicht allzu oft an, und sehen Sie diese Entgiftungsform als eine Begleitmaßnahme von anderen Entgiftungsmethoden an. Im Übrigen kann eine Fastenkur ein idealer Einstieg sein, um eine Ernährungsumstellung einzuleiten.

Kurzzeitfasten

In jüngster Zeit erregt Kurzzeitfasten, das auch als intermittierendes Fasten oder Intervallfasten bezeichnet wird, zunehmend Aufmerksamkeit. Im Unterschied zu einer Nahrungsreduzierung über einen längeren Zeitraum hinweg wird bei dieser Fastenart nur eine kurze Zeit lang auf Nahrung verzichtet. Hierzu gibt es verschiedene Varianten, nämlich tägliche Essenspausen oder ganze Fastentage wie beispielsweise sechs Tage normales Essen und einen Tag Nahrungsverzicht. Möglich ist auch das „Ausfallenlassen“ einer Mahlzeit am Tag.

Meistens wird ein 12 zu 12-Muster empfohlen, bei dem die Nahrung innerhalb von 12 Stunden zugeführt wird und anschließend eine 12-stündige Essenspause folgt. Das Abendessen findet möglichst früh statt, sodass ein 12-stündiges Zeitfenster bis zum Frühstück am nächsten Morgen entsteht.

Schon vor längerer Zeit gab es zum Intervallfasten wissenschaftliche Forschungen mit Mäusen, die erstaunliche Ergebnisse hervorbrachten. So konnte das Leben der Mäuse durch das Fasten nachweislich verlängert werden.

Zwischenzeitlich folgten auch Studien an Menschen, wie etwa an der University of Southern California, wo man zu den beeindruckenden Ergebnissen kam, dass sich nicht nur das Gewicht reduzierte, sondern sich auch diverse gesundheitliche Verbesserungen einstellten. Dies betraf nicht nur das Risiko von Diabetes und Krebs, sondern auch das von Alzheimer und Herzkrankheiten. Zudem verbesserten sich Entzündungsmarker. Auch auf die Gene des Erbgutes soll sich diese Fastenform positiv auswirken.

Man weiß heute, dass es durch Intervallfasten zu heilsamen biochemischen Veränderungen im Körper kommt, die unter anderem den Zucker- und Fettstoffwechsel betreffen. Häufiges Essen bedeutet, dass der Körper stetig Fett produziert und speichert. Hierdurch kommt es zu einer Vergrößerung von Fett- und Leberzellen, was in ungünstigen Fällen zu Leberschäden führt. Außerdem produziert die Leber stetig Glukose und lässt dadurch den Blutzuckerspiegel ansteigen.

Heilerde

Durch eine große Oberfläche verfügt Heilerde über eine hohe Bindungskapazität für Giftstoffe. Seine Bindungsfähigkeit entfaltet die Heilerde im Darm, sodass sie hier auch Stoffwechselprodukte aufnimmt und ausscheidet.

Die Heilerde wird aber nicht nur aufgrund ihrer Entgiftungseigenschaften geschätzt, sondern auch aufgrund ihrer Fähigkeit, eine gesunde Darmflora zu fördern.

Darüber hinaus ist die Heilerde äußerst wertvoll aufgrund des hohen Nährstoffgehalts. Neben Kalium und Calcium sind Magnesium, Chrom, Eisen, Selen und Zink enthalten.

Die Heilerde in Form von fein gemahlenem Löss wird mit zwei leicht gehäuften Teelöffeln in einem Glas Wasser verrührt und idealerweise auf nüchternen Magen getrunken.

Indischer Senf

Indischer Senf wird auch als Brassica juncea oder Brauner Senf bezeichnet und ist als Entgiftungsmittel noch immer relativ unbekannt. Dabei enthält diese Senfart nicht nur Heavy Metal Binding Proteins (HMBPs), sondern auch chelatbildende Peptide, die in der Lage sind, Schwermetalle zu binden und auszuleiten.

Diese Fähigkeit setzt die Pflanze auch in der Natur ein, indem sie Metalle und Mineralien aus der Erde absorbiert, in der sie wächst. Aufgrund dieser Eigenschaft wurde Indischer Senf seinerzeit rund um den Standort des Tschernobyl-Reaktors angepflanzt, um den Boden von gefährlichen Schadstoffen wie Uran und Blei zu entgiften.

Infrarotkabine

Die positiven Auswirkungen der Infrarotkabine auf die Gesundheit sind sehr vielfältig. Immer mehr komplementär ausgerichtete Therapeuten und Kliniken erkennen die gesundheitsfördernden Effekte von Infrarotkabinen. Nicht nur Heilpraktiker bieten ihren Patienten zunehmend Infrarotsitzungen an, auch immer mehr Gesundheitszentren und Kliniken integrieren die Kabinen in ihre Therapiekonzepte. Dies ist besonders dann der Fall, wenn dort das Thema Entgiftung relevant ist.

Schon seit vielen Jahren ist in der bekannten süddeutschen Spezialklinik Neukirchen, die sich unter der Leitung von Dr. John Ionescu auf Umweltmedizin spezialisiert hat, die Infrarotkabine wichtiger Therapiebestandteil.

Bei der Infrarotkabine macht man sich den Entgiftungsmechanismus der Haut zunutze, zumal die Haut ein hilfreiches Organ ist, um den Organismus zu entgiften. Zwar kann der Körper auch durch das klassische Saunieren ins Schwitzen kommen und darüber Schad- und Schlackenstoffe ausscheiden, aber das Ausmaß ist bei der Infrarotkabine um ein Vielfaches erhöht.

Die wesentlich effektivere Wirkungsweise der Infrarotkabine wird auf das tiefe Eindringen der Infrarotstrahlen in die Hautschichten zurückgeführt. Denn hierdurch ist es möglich, Fettanteile zu mobilisieren und mit dem Schweiß aus dem Körper auszuscheiden.

Wenn Fett den Körper verlässt, nimmt es auf dem Weg nach draußen Schwermetalle wie Quecksilber, Cadmium, Zink und Nickel mit hinaus. Dieser Vorgang funktioniert nur sehr mäßig bei der klassischen Sauna, weil die Wärme nicht tief genug in die Hautschichten eindringen kann. Bei manchen Sitzungen kann man die Ausscheidungen sogar mit bloßem Auge erkennen. Wenn man weiße Handtücher während des Schwitzganges benutzt, sind hierauf gelegentlich dunkle Flecken zu sehen.

Verschiedene wissenschaftliche Untersuchungen haben gezeigt, dass Umweltgifte durch Infrarotanwendungen ausgeleitet werden können. So werden neben Wasser Fett, Cholesterol, Ammoniak und Natrium auch Schwermetalle ausgeschieden. Schweiß, der durch eine Infrarotkabinensitzung produziert wird, enthält demnach 5 bis 6 mal mehr Toxine und Fett als normaler Schweiß. (Quelle: Zane R. Gard, MD & Erma J. Brown, BSN, PhNTLfDP, Oktober 1992).

In der Zeitschrift „Macrobiotics Today“ erklärt Hermann Aihara diesen Mechanismus: „Es gibt bei Infrarotsystemen einen wichtigen Punkt: Wenn Fett über Schweiß ausgeschieden wird, nimmt es Schwermetalle mit, die der Körper nicht über die Niere oder Lunge ausscheiden kann. Hierzu ist Tiefenwärme vorteilhaft. Infrarot-Wärmesysteme sind deshalb sehr empfehlenswert, da sie dazu beitragen, im Körperfett abgelagerte Schwermetalle abzubauen und den Körper von Giftstoffen zu befreien.“

Die Entgiftung verläuft besonders erfolgreich, wenn kohlensäurefreies Wasser in ausreichender Menge getrunken wird- und zwar vor, während und nach der Sitzung.

Bei einer Schwermetallbelastung sollten nach der Sitzung schwermetallbindende Präparate verabreicht werden wie Chlorellaalgen, Zeolith oder medizinische Kohle, um die durch die Infrarotwärme freigesetzten Belastungen abzufangen und auszuleiten.

Die amerikanische Autorin Sherry Rogers, die das Buch „Detoxify or Die“ (Entgifte oder stirb) veröffentlichte, ist übrigens davon überzeugt, dass Saunatherapie und insbesondere die Infrarotkabine erforderlich ist, um Umweltgifte auszuscheiden, damit sie nicht im Körper verbleiben. Für sie ist die Infrarotkabine die sicherste Sauna und sollte täglich angewendet werden.

Dabei ist der Entgiftungsvorgang mit dem Ausscheiden des Schweißes nicht abgeschlossen. Auch über die Entgiftungsorgane Leber, Niere und Haare werden die durch die Infrarotstrahlen mobilisierten Schadstoffe ausgeleitet, die nicht über den Schweiß erreicht wurden.

Wie wichtig die Entgiftung für den Körper sein kann, zeigt sich besonders bei Personen, die auf Umweltschadstoffe reagieren und an MCS (Multiple Chemische Sensibilität) erkrankt sind. Im Sommer 2008 wurde die sog. Gibson-Studie abgeschlossen, die federführend von der auf MCS spezialisierten Professorin Pam Gibson (James Madison University in Harrisonburg, Virginia) durchgeführt wurde. Dabei wurden amerikanische MCS-

Patienten u. a. nach ihren erfolgreichsten Therapien befragt. Neben diversen Anwendungen wie z. B. bestimmte Nahrungsergänzungsmittel bewertete über die Hälfte der Studienteilnehmer das Schwitzen in Saunaeinrichtungen als einen ihrer wichtigsten Therapiebausteine.

Glaubt man Untersuchungen, die bereits 1983 vom Green Hospital veröffentlicht wurden, so enthält der Schweiß nach einem Schwitzgang in der Infrarotkabine Schwermetalle in folgender Menge: Blei 84 mg, Cadmium 6,2 mg, Nickel 1,2 mg und Kupfer 0,11 mg. *Man geht daher davon aus, dass das Entgiftungspotential einer Infrarotkabine ca. 6 mal höher ist als das einer klassischen Sauna.*

Der amerikanische Arzt, Dr. Kurt Donsbach, der nicht nur aufgrund seines Verkaufs von über 15 Millionen Büchern und Booklets zu den bekanntesten Medizinern für Naturheilkunde zählt, hat seinerzeit gesagt: „*Trotz der Erfolge im Umweltschutz in Bezug auf neue Verschmutzungen werden wir in jeder Lebensphase konstant toxischen Stoffen ausgesetzt*".

Methoden, die den Körper von solchen Giftstoffen reinigen, sind deshalb ein erwiesener und wesentlicher Vorteil."
Neben der Entgiftung kann die Infrarotkabine auch für diverse weitere Indikationen hilfreich sein. Es zeigt sich immer wieder, dass durch die Erwärmung des Körpers das Immunsystem und die Abwehr gegen Viren und Bakterien gestärkt werden, sich Verspannungen lösen, Muskelzerrungen und Gelenkentzündungen gelindert werden und sich rheumatische Rücken- und Gelenkschmerzen sowie Arthrosen in verschiedenen Körperteilen bessern. Auch Hautkrankheiten wie Psoriasis und Ekzemen können gelindert werden.

Auch bei Menschen, die allgemein eher schlecht schwitzen, läuft in der Wärmekabine schon nach wenigen Minuten der Schweiß herunter. Je regelmäßiger die Sitzungen erfolgen, umso mehr Schweiß wird im Laufe der Zeit produziert.

Und das Schöne daran: Der Kreislauf wird nur wenig belastet. Das Schwitzgeschehen ist hier ganz anders als in der Sauna, es ist natürlicher und intensiver, vergleichbar wie bei einem intensiven Sonnenbad am heißen Strand, aber ohne schädliche UV-Strahlen.

Kurze Aufheizzeiten, der geringe Stromverbrauch direkt aus der normalen Steckdose (230 V) und der geringe Platzbedarf (Größen ab 1 qm) sind neben den vielen gesundheitlichen Effekten weitere Gründe, warum die Infrarot-Wärmekabinen nicht nur in therapeutischen Praxen beliebt sind, sondern auch in immer mehr Privathaushalten.

Einfach den Stromstecker in die Steckdose schieben, und nach einer kurzen Erwärmungszeit von wenigen Minuten ist die Wärmekabine gebrauchsbereit. Mit einem Badehandtuch bedeckt genießt man ganz alleine oder auch zu zweit seine eigene Wellness-Oase. Eine Sitzung dauert durchschnittlich 30 Minuten bei geringer Luftfeuchtigkeit und Temperaturen zwischen 40 °C und 60 °C.

Kaffee-Einlauf

Obwohl Kaffee gemeinhin nicht gerade als Gesundheitselixier bekannt ist, kann man ihn dennoch einsetzen, um die Gesundheit zu unterstützen.

Durch einen Kaffee-Einlauf wird die Leber angeregt, mehr Galle zu produzieren, sodass sich die Gallenwege erweitern, und infolgedessen angesammelte Gifte ausgeleitet werden.

Für einen Einlauf nimmt man drei gehäufte Esslöffel gemahlenes Kaffeemehl. In einem Liter Wasser wird das Kaffeemehl drei Minuten lang bei geschlossenem Deckel aufgekocht und anschließend für 20 weitere Minuten auf kleiner Stufe geköchelt. Dann lässt man die Flüssigkeit so lange abkühlen, bis sie Körpertemperatur hat.

Damit der Kaffee-Einlauf gut wirken kann, sollte der Dickdarm vorab ausgespült und geleert werden. Dies kann mit zwei Wassereinläufen geschehen, die vor dem Kaffee-Einlauf durchgeführt werden.

Nachdem die Kaffeemasse eingeführt wurde, sollte diese möglichst 12 bis 15 Minuten lang gehalten werden, da das Koffein innerhalb von 12 Minuten aufgenommen wird. Dafür ist es sinnvoll, mit dem Körper auf der rechten Seite zu liegen und die

Beine Richtung Unterleib anzuziehen.

Da in kommerziell hergestelltem Kaffee häufig Pestizide und Herbizide festzustellen sind, die die Leber zusätzlich schädigen, anstatt sie zu entlasten, sollte für einen Kaffee-Einlauf biologisch angebauter Kaffee verwendet werden. Das zum Einsatz kommende Wasser sollte vorzugsweise destilliert oder gefiltert sein.

Normalerweise verbessert sich das Wohlbefinden des Anwenders durch die Kaffee-Einläufe. Sollte es dennoch zu Verschlechterungen kommen, sollten stattdessen andere Entgiftungsmethoden gewählt werden.

Knoblauch

Knoblauch gehört seit jeher zu den bewährtesten Heilmitteln, die uns die Natur zur Verfügung stellt. So wurde es früher nicht nur bei Wunden, Infektionen und Schwellungen eingesetzt, sondern auch bei Pocken, Pest und Geschwüren. Heute weiß man, dass Knoblauch in der Lage ist, Pilze und Bakterien zu bekämpfen. Dies macht es zu einem effektiven Antipilzmittel, das im Darm für eine Reduzierung von Candida, Fäulnisbakterien und Gärungsprozessen sorgen kann.

Da eine Schwermetallbelastung häufig mit einer Candidainfektion einhergeht, ist Knoblauch an dieser Stelle sehr wertvoll. Doch damit nicht genug, denn es ist zudem ein exzellentes Entgiftungsmittel, indem es die Schwermetallaufnahme hemmt und die Ausleitung fördert. *Diese Fähigkeiten konnten in Tierversuchen belegt werden,* wo sich zeigte, dass eine Cadmiumbelastung sowie Bleianreicherung reduziert werden konnten. Zurückgeführt wir dies auf den hohen Schwefelgehalt des Knoblauchs.

Empfehlenswert ist ein täglicher Verzehr von 3 Knoblauchzehen. Zunächst sollte jedoch mit einer Zehe begonnen und dann langsam gesteigert werden, da sonst unerwünschte Neben-wirkungen wie plötzlicher Durchfall oder Übelkeit auftreten können.

Knoblauchzehen sind Knoblauchkapseln unbedingt vorzuziehen. Das Wirkspektrum entfaltet sich am besten, wenn Knoblauch roh und frisch verzehrt wird. Schon kurz nachdem Knoblauch zerdrückt oder erhitzt wird, lässt seine Wirksamkeit nämlich deutlich nach.

Kohle

Mit Kohle ist nicht Kohle aus dem Heizungskeller gemeint, sondern medizinische Kohle, die auch als Aktivkohle bezeichnet wird. Seit jeher wird diese bei der Behandlung von Durchfall und Vergiftungen sowie unterstützend bei Fastenkuren eingesetzt.

Medizinische Kohle ist ein exzellentes Mittel zum Entgiften, denn sie kann aufgrund der großen inneren Oberfläche große Giftmengen im Darm binden und ausscheiden. Die innere Oberfläche von 2 Gramm Kohle entspricht ungefähr einem halben Fußballfeld. Da Aktivkohle nur lokal im Verdauungstrakt wirkt, erfolgt keine Aufnahme in den Organismus.

Erhältlich ist medizinische Kohle in Apotheken in Tabletten- und Pulverform, einige Präparate enthalten Sorbitol. Das Pulver kann in ein Glas Wasser eingerührt werden, es löst sich allerdings nicht optimal auf, und hinterlässt schwarze Zähne und schwarze Glasränder. Aus diesem Grund setzt sich zunehmend die Kapselform durch, die es erst seit wenigen Jahren gibt.

Dosierungsempfehlungen gehen von einmal wöchentlich 10 g aus. Aber wie bei allen anderen Entgiftungspräparaten auch, hängt die Menge immer von der individuellen Konstitution ab. Überdosierungen können zu Verstopfung, Erbrechen und Darmverschluss führen.
Kohle ist besonders für diejenigen zu empfehlen, die auf andere Entgiftungspräparate allergisch reagieren.

Koriander

Koriander gehört zu den Petersiliengewächsen und wird seit jeher in der asiatischen, arabischen, mediterranen und südamerikanischen Küche verwendet. Es verfügt über ein wertvolles gesundheitsförderndes Potential. Schon Hippokrates und Hildegard von Bingen setzten Koriander bei verschiedenen gesundheitlichen Problemen ein. Traditionell wird Koriander (Samen und Blätter) bei Verdauungsbeschwerden verwendet wie Blähungen, Magenkrämpfen und Appetitlosigkeit.

Auch in der Umweltmedizin wird es seit Jahren geschätzt, denn es ist ein hervorragendes Entgiftungsmittel. Besonders wertvoll ist es im Hinblick auf die Blut-Hirn-Schranke, denn es gehört zu den wenigen Substanzen, die in der Lage sind, diese wichtige Schranke zu durchbrechen. Quecksilber, welches sich im Gehirn befindet, kann also mit Koriander hinausbefördert werden.

Die Einnahme von Koriander sollte mit einer geringen Dosierung von 2 x 5 Tropfen täglich erfolgen. Bei schweren Intoxikationen ist eine noch geringere Dosierung ratsam. Im Laufe von mehreren Wochen sollten bis zu 3 x 10 Tropfen täglich erreicht werden.
Die Empfehlungen der Einnahmeschemata variieren stark. Häufig wird empfohlen, die Einnahme an 3 hintereinander folgenden Tagen vorzunehmen und die restlichen Wochentage zu pausieren, um dann anschließend wieder an 3 Tagen Koriander einzunehmen.

Koriander wirkt innerhalb kürzester Zeit, sodass sensible Menschen schon direkt nach der Einnahme Reaktionen feststellen können.

Um zu vermeiden, dass lediglich eine Verschiebung des Quecksilbers stattfindet, *ist eine gleichzeitige Einnahme von einem schadstoffbindenden Präparat angezeigt.* Mit Chlorellaalgen, Bärlauch, Heilerde, Aktivkohle oder Zeolith wird das durch Koriander mobilisierte Quecksilber gebunden und ausgeleitet.

Während der Ausleitungsphase mit Koriander sollte die Einnahme von Vitamin C und Selen zeitlich versetzt erfolgen, da hierdurch die mobilisierende Wirkung des Korianders aufgehoben werden kann. Auch bei anderen Antioxidantien wird dieser Effekt vermutet, so dass es ratsam ist, diese auch in einem zeitlichen Abstand von mehreren Stunden nach dem Koriander einzunehmen. Hingegen soll der gleichzeitige Verzehr von eiweißreichen Lebensmitteln die Wirkung von Koriander verstärken.

Eine Verstärkung kann auch erwirkt werden, indem bestimmte Bereiche der Finger mit einer Akupressur-Anwendung behandelt werden. Diese erfolgt ganz einfach, indem direkt nach der

Koriandereinnahme die Fingerkuppe des Mittelfingers zwei Minuten lang massiert wird. Diese Empfehlung stammt von Dr. Omura, als auch von Dr. Klinghardt, die durch diese Anwendung eine verstärkte Wirkung des Korianders beobachteten. Sie gehen insbesondere davon aus, dass die Aufnahme des Korianders ins Gehirn durch diese Maßnahme verbessert wird.

L-Cystein

L-Cystein ist eine nicht-essentielle, schwefelhaltige Aminosäure und wird aus der ebenfalls schwefelhaltigen Aminosäure L-Methionin hergestellt und wird zur Entgiftung benötigt.

L-Cystein führt zu einer erhöhten Produktion von Glutathion, denn zusammen mit Glutaminsäure und Glycin bildet L-Cystein Glutathion.

L-Cystein kann mit der Nahrung oder als Nahrungsergänzungsmittel zugeführt werden. Es kommt in den meisten Proteinen vor wie in Fleisch, Geflügel, Sojabohnen, Lachs, Milch und Joghurt.

L-Glutaminsäure

Der Einsatz der Aminosäure L-Glutaminsäure zur Entgiftung geht hauptsächlich auf die Erfahrungen von Frau Dr. Hulda Clark zurück. Sie setzte seinerzeit L-Glutaminsäure überwiegend zur Gehirnentgiftung ein.

Glutaminsäure nimmt auch das Zellgift Ammoniak auf, das unter anderem bei sportlicher Betätigung entsteht und zu neuromuskulären Schäden führen kann. Möglich wird dies, indem Glutaminsäure das Ammoniak-Molekül aufnimmt und in Glutamin umwandelt.

L-Glutathion

L-Glutathion gilt als das wichtigste wasserlösliche Antioxidanz, einige Experten nennen es sogar das „Schlüsseloxidanz". Das Ausgangsmaterial zur Synthese von L-Glutathion bildet Cystein zusammen mit Glutamin und Glycin.

L-Glutathion wird in der Leber produziert. Da die Leber bekanntermaßen das Entgiftungsorgan schlechthin ist (viel bedeutender sogar noch als die Nieren) und L-Glutathion für die Entgiftungsprozesse erforderlich ist, werden hier auch die größten Mengen benötigt.

Die enorme Bedeutung des L-Glutathions im Entgiftungsstoffwechsel hat dazu geführt, dass L-Glutathion in der Umweltmedizin häufig zum Einsatz kommt.

Die Leber kann den Körper mithilfe von L-Glutathion erfolgreich entgiften. Ist bei einem schwermetallbelasteten Patienten ein zu niedriger Glutathionspiegel vorhanden, kann sich der Organismus wesentlich schlechter von den belastenden Schwermetallen befreien. Dabei hilft L-Glutathion nicht nur bei der Ausleitung der Schwermetalle, sondern auch die toxische Wirkung dieser Giftstoffe kann durch L-Glutathion vermindert werden.

Aber nicht nur schadstoffbelastete Personen profitieren vom L-Glutathion, sondern jeder gesundheitsbewusste Mensch sollte auf eine ausreichende Glutathion-Versorgung achten. Denn Glutathion wirkt auch stärkend auf das Immunsystem und als Regenerator von Vitamin C. Durch Alpha-Liponsäure wiederum kann sich das L-Glutathion regenerieren. L-Gutathion wird erfolgreich bei Allergien, Arthritis, Depressionen und Impotenz eingesetzt.

Das Messen des Glutathionspiegels ist eine hilfreiche Maßnahme für die Feststellung der individuellen Entgiftungskapazität der Patienten. Niedrige Glutathionwerte können ein ernst zu nehmender Hinweis auf eine chronische Erkrankung oder degenerative Gehirnschädigungen sein. Der Mangel macht sich durch Symptome wie Gleichgewichtsstörungen, Zittern und Koordinationsprobleme bemerkbar.

Der Glutathionspiegel nimmt mit zunehmendem Alter ab,

allerdings weiß man noch nicht, ob die Produktion im Alter sinkt oder ob der Verbrauch erhöht ist. Möglicherweise ist auch beides zutreffend. Wird einem abnehmenden Glutathionspiegel nicht entgegengewirkt, kann der Alterungsprozess beschleunigt werden.

Obst und Gemüse enthalten L-Glutathion, aber beim Kochvorgang geht ein Teil verloren. Da die Aminosäure Methionin dem Glutathionabbau vorbeugt, kann durch den Verzehr von methioninhaltigen Lebensmitteln wie Eiern, Fisch, Milchprodukten und Hülsenfrüchten dem Glutathionabbau vorgebeugt werden.

Mangan

Mangan zählt zu den weniger bekannten Spurenelementen und fungiert hauptsächlich als Co-Enzym und für die Funktion verschiedener Eiweiße. Eine besondere Bedeutung spielt Mangan bei der Entgiftung von Schwermetallen, der Stärkung der Abwehrfunktionen, der Knochenbildung und bei der Behandlung der durchlässigen Darmschleimhaut (Leaky Gut Syndrom). Mangan ist außerdem an der Glutathionsynthese und an der Wiederbereitstellung des Glutathions beteiligt.

Ein Manganmangel macht sich durch Gewichtsverlust, Unfruchtbarkeit, Wachstumsstörungen und Abnahme der Knochendichte bemerkbar. Außerdem kann die Blutgerinnung gestört sein, eine Erkrankung des Nervensystems oder vermehrte Knochenbrüche auftreten.

Durch übermäßige Manganmengen kann die Eisenverwertung durch den Körper reduziert werden. Außerdem werden bei einigen Personen motorische Störungen ausgelöst.

Matrix-Regenerations-Therapie (MRT)

Die Matrix-Regenerations-Therapie (MRT) ist eine spezielle Saugmassage, die in ihrer Funktionsweise teilweise mit dem Schröpfen vergleichbar ist, allerdings erfolgt sie in Kombination mit einer Gleichstrombehandlung.

Durch den erzeugten Unterdruck werden Schlacken und Schadstoffe gelöst und über das Lymphsystem abtransportiert. Während der Anwendung fließt ein Strom mit positiven Ionen, der der Übersäuerung im Gewebe entgegenwirken soll.

Durch die Kombination aus Saugmassage und Bioelektrotherapie werden Schadstoffe mobilisiert. Ausleitungspräparate, die anschließend verabreicht werden, binden und leiten diese aus. Behandler wenden die Matrix-Regenerations-Therapie häufig als einen Baustein der Entgiftungstherapie an, indem nacheinander die MRT-Anwendung und Entgiftungsinfusionen erfolgen.

Durch die MRT-Behandlung werden außerdem das Immunsystem, die Blutbildung und das Lymphsystem aktiviert.

Massagen

Durch Massagen können im Körper gelagerte Schadstoffe gelöst und mobilisiert werden. Im Hinblick auf die Entgiftung ist insbesondere die Lymphdrainage von Bedeutung, denn sie unterstützt die Zirkulation der Lymphe und regt den Körper an, gestaute Gewebeflüssigkeit abzuleiten.
Bei dieser sanften Massageform kommen bestimmte kreisförmige manuelle Massage- und Grifftechniken zum Einsatz, die mit einem leichten Druck durchgeführt werden. Hierdurch erfolgt eine aktive Verschiebung von Flüssigkeiten aus dem Gewebe in das Lymphgefäßsystem.

Im Unterschied zu einer klassischen Massage erfolgt dies ohne eine gesteigerte Durchblutung, weil sich die Lymphdrainage hauptsächlich auf den Bereich der Haut- und Unterhaut auswirkt. Während der Anwendung konzentriert sich der Therapeut immer auf bestimmte Lymphknoten und Punkte des Körpers und den natürlichen Verlauf des lymphatischen Systems.

Es ist ratsam, nach einer Massage schadstoffbindende Mittel einzunehmen, um die gelösten Schadstoffe aus dem Körper auszuleiten. Geschieht dies nicht, kursieren die Giftstoffe im Blutkreislauf, belasten erneut die Leber und werden anschließend wieder in Depots gelagert.

Methionin

Methionin ist die älteste Aminosäure unserer Erde. Sie ist in der Lage, insbesondere Blei und Kupfer zu binden und anschließend ausleiten. Außerdem ist Methionin dafür bekannt, dass es vor Strahlenschäden schützen kann.

MSM (Methylsulfonylmethan)

MSM ist eine natürlich vorkommende Schwefelart, die auch als MSM-Schwefel bezeichnet wird, und die den Körper bei der Entgiftung von Schwermetallen unterstützen kann.

Schwefel ist neben Wasser, Kohlen-, Sauer- und Stickstoff eines der fünf Grundelemente, aus denen der menschliche Organismus beschaffen ist. Er ist ein Bestandteil wesentlicher Aminosäuren, die im menschlichen zellularen Protein vorkommen.

MSM ist als eine aktive Schwefelverbindung an diversen Körperfunktionen beteiligt. Besonders die Zellregeneration hängt von einer ausreichenden Schwefelversorgung ab. Verschiedene Beeinträchtigungen und konkrete Krankheitsbilder können durch MSM günstig beeinflusst werden wie etwa Schmerzen, Entzündungen, Haarausfall, Wundheilungen, Depressionen, Schlafstörungen bis hin zu Parodontitis und Muskelkrämpfen.

Auch im Hinblick auf die Entgiftung ist MSM interessant, denn es kann Schadstoffe aus den Zellen ausführen und außerdem die Leberfunktionen unterstützen.

Bei vielen Personen mit einer chronischen Schwermetallbelastung liegt eine Histaminintoleranz vor. Auch hier ist MSM von Interesse, denn es wirkt als natürliches Antihistaminikum, indem es die Histamin-Rezeptoren blockiert. Hierdurch können histaminbedingte allergische Reaktionen spür-bar abgemildert werden. In diesem Zusammenhang ist weiterhin interessant, dass MSM die freien Radikale beseitigt, die Zellwände stärkt und die Zellen entgiftet, wodurch der Körper darin unterstützt wird, das jeweilige Allergen schnell auszuscheiden.

Von Natur aus ist MSM im Körper vorhanden, aber auch diverse Lebensmittel enthalten es wie unter anderem Joghurt, frische Kuhmilch, Knoblauch, Sojabohnen, Alfalfa, Sonnenblumenkerne, Linsen und einige Algensorten. Durch Verarbeitungsprozesse wie Erhitzen wird der MSM-Gehalt in den Lebensmitteln deutlich reduziert, besonders Erhitzen

Bei einer chronischen Vergiftung und anderen bereits bestehenden Krankheiten sind die körpereigene Produktion und die Zufuhr über Nahrungsmittel nicht ausreichend. In diesen Fällen ist eine Verabreichung entsprechender Nahrungsergänzungsmittel ratsam.

Für die orale Anwendung wird MSM in Kapsel- und Pulverform angeboten. Bei schwerwiegenden Erkrankungen liegt die tägliche Dosis bei bis zu 10.000 mg. Einige Empfehlungen gehen allerdings von maximal 5.000 mg täglich aus. Zu Beginn der Einnahme liegt die Dosierung bei ca. 500 mg täglich und wird im Laufe mehrere Tage gegebenenfalls erhöht. Bezüglich der Dosierung sollte Rücksprache mit einem erfahrenen Therapeuten und/oder mit dem Hersteller gehalten werden.

Bei der Festlegung der Dosierung ist zu beachten, dass Multivitaminpräparate die Wirksamkeit von MSM deutlich verstärken.

NDF (Nanocolloidal Detox Factors)

Dieses Ausleitungsverfahren basiert auf der Chlorellaalge und wurde von dem amerikanischen Arzt Dr. Timothy Ray entwickelt. Die hier verwendeten Chlorellaalgen sind nanofein gemahlen, sodass sich eine enorme Vergrößerung der Oberfläche ergibt. Hierdurch ist es möglich, dass die Chlorellaalgen mehr Schadstoffe binden können als in ihrer herkömmlichen Form. Laut Hersteller soll die mikronisierte Chlorellaalge 50-mal wirksamer sein. Im Vergleich zu üblichen Chelatbildnern kann diese Chlorellaart pro Monat über 900 % mehr Schwermetalle ausleiten.

Zudem ist diese Chlorellaart in der Lage, die Blut-Hirn-Schranke zu passieren, eine Barriere, die herkömmliche Chelatbildner nicht überwinden können. Somit kann auch das zentrale Nervensystem entgiftet werden. Doch damit nicht genug mit den beeindruckenden Eigenschaften, denn vorteilhaft ist außerdem, dass Schadstoffe gebunden werden, ohne dem Körper wichtige Mineralien wie Zink und Magnesium zu entziehen.

Die NDF-Methode wird als weitestgehend nebenwirkungsfrei beschrieben und soll Heilkrisen vermeiden, wie sie hingegen bei diversen anderen Ausleitungsverfahren auftreten können. Die Ausleitung erfolgt zu 95 % über den Urin und nicht über den Darm, wodurch eine Rückvergiftung über den Dickdarm verhindert wird. Allerdings werden die Nieren stark beansprucht, weshalb vor Beginn dieser Ausleitungsform deren Funktionstüchtigkeit überprüft werden sollten.

Okoubaka

Okoubaka ist ein wichtiges homöopathisches Mittel, das unterstützend in der Entgiftungstherapie eingesetzt werden kann.

Schon vor vielen Jahren – als Okoubaka noch als ein Geheimtipp galt – empfahl die bekannte Naturheilkundeärztin Dr. Veronika Carstens die Einnahme von Okoubaka bei chronischen Vergiftungen, die durch Schwermetalle verursacht wurden.

Okoubaka hat seinen Wirkungsort im Darm und ist in der Lage, Abfallprodukte einschließlich der Toxine zu binden und auszuleiten. Zudem kann es eine durchlässige Darmschleimhaut abdichten.

Okoubaka ist eine Gerbstoffarznei und wird aus der getrockneten Astrinde des Okoubaka aubrevillei hergestellt, ein Baum, der in Westafrika beheimatet ist. Ursprünglich wurde Okoubaka als giftneutralisierendes Mittel eingesetzt, um den Häuptling vor eventuellen Giftattacken zu schützen. Dafür wurde Okoubaka Mahlzeiten beigemengt, die für den Häuptling gedacht waren.

Eine Dosis von 3-mal täglich 5 Globuli mit einer Potenz von D3 ist empfehlenswert, doch sollte dies in Abstimmung mit einem Therapeuten erfolgen. Okoubaka wird mittlerweile für verschiedenste Magen- und Darmbeschwerden eingesetzt, wie z. B. beim Reizdarm, nach Antibiotika-Behandlungen sowie bei Allergien und Heuschnupfen. Erhältlich ist Okoubaka als homöopathisches Mittel und zwar als Globuli und Tropfen.

Ölziehen

Ölziehen wird auch als Ölkauen bezeichnet und ist eine einfache, kostengünstige und sehr alte Methode, den Körper über die Mundschleimhaut zu reinigen. Verschiedene Literaturquellen gehen davon aus, dass Ölziehen ursprünglich aus Russland kommt, wo es schon vor mehreren hundert Jahren von Mönchen angewandt wurde.

In Deutschland wurde Ölziehen erst vor einigen Jahren bekannter. Ausschlaggebend soll ein Vortrag des ukrainischen Mediziners Dr. F. Karach gewesen sein. Er hielt auf einer onkologischen Veranstaltung einen Vortrag und stellte darin das Ölziehen als eine traditionsreiche Reinigungsmethode vor, die zuvor schon sibirische Schamanen angewandt hatten.

Idealerweise wird das Ölziehen täglich direkt nach dem Aufstehen vor dem Zähneputzen durchgeführt. Die Effektivität ist auf nüchternen Magen besonders groß, möglich ist aber auch eine Anwendung vor einer Mahlzeit.

Ursprünglich nutzte man Sonnenblumenöl, doch heute kommen auch Sesamöl und Kokosöl zum Einsatz. Da konventionelle Öle mit Pestiziden belastet sein können, sollte man biologisch erzeugtes Öl verwenden.

Man nimmt pro Anwendung einen großen Esslöffel Öl im Mund auf und spült dieses bei geschlossenen Lippen durch die Zahnzwischenräume hin und her. Wer ein herausnehmbares Gebiss trägt, sollte dies vor der Anwendung aus dem Mund nehmen.

Man kann das Öl zwischendurch auch kauen, schlürfen oder saugen, es sollte jedenfalls ständig in Bewegung sein. Denn dies ist erforderlich, um den Lymphfluss und die Speicheldrüsen anzuregen.

Über die Speicheldrüsen wird nicht nur Spucke abgesondert,

sondern auch Schadstoffe, die durch das Öl gebunden werden. Auf diese Weise wirkt das Ölziehen als eine entgiftende Maßnahme, sodass der Körper über die Mundschleimhaut einen zusätzlichen Entgiftungsmechanismus nutzen kann. Durch das Ölsaugen entsteht im Körper ein osmotisches Gefälle, wodurch im Organismus gespeicherte Schadstoffe stetig nachrücken, um über die Mundschleimhaut ausgeschieden zu werden.

Man kann das Ölziehen bis zu dreimal täglich anwenden, doch es sollte jeweils nicht länger als ca. 15 Minuten dauern, weil ansonsten die im Öl aufgenommenen Schadstoffe über die Mundschleimhaut wieder zurück in den Körper gelangen können. Aufgrund der aufgenommenen Schadstoffe sollte auch unbedingt vermieden werden, etwas von dem Öl zu verschlucken.

Anfangs ist das Öl gelb und sehr flüssig, doch je länger die Anwendung dauert, desto zähflüssiger und weißlicher (ähnlich wie Milch) wird es. Wenn es diesen Zustand erreicht hat, wird das Öl ausgespuckt. Danach wird die Mundhöhle gründlich mit warmem Wasser ausgespült, dann werden die Zähne geputzt. Ergänzend kann man die Zunge mit einem Zungenschaber reinigen, um die darauf sitzenden Schadstoffe zu beseitigen.

Wenn man das ausgespuckte Öl über das Waschbecken entsorgt, sollte dieses danach gründlich gereinigt und mit Wasser nachgespült werden, da das Öl voller Schadstoffe sein kann. Hinzu kommt, dass das Öl nach einer Weile zur ,Verstopfung des Abflussrohres führen kann. Alternativ kann man das Öl in die Toilette spucken oder auf ein Küchenpapier, Papiertaschentuch oder in einen Kaffeefilter geben und mit dem Hausmüll entsorgen.

Durch das Ölziehen werden die Lymphtätigkeit und damit der Lymphfluss verstärkt, sodass es zu einer Anregung des Stoffwechsels kommt. *Viele Anwender berichten davon, dass sich nach einer mehrmonatigen Anwendung gelockerte Zähne wieder festigen oder sich ihr chronisches Zahnfleischbluten gebessert hatte.*

Obwohl das Ölziehen als eine sanfte Entgiftungskur gilt, kann es in Einzelfällen zu vorübergehenden Nebenwirkungen kommen. Meistens sind diese harmlos und können sich u. a. durch Hautreaktionen oder durch eine Erstverschlimmerung der bereits bestehenden Beschwerden äußern.

PHÖNIX-Entgiftungstherapie

Die PHÖNIX-Entgiftungstherapie ist eine seit vielen Jahren bewährte Methode, den Körper zu entgiften und zu entschlacken. Häufig erfolgt die Anwendung begleitend zu anderen Maßnahmen oder als Entgiftungskur.

Sie ist eine Kombination aus vier verschiedenen Arzneimitteln, die auf der Basis von natürlichen Rohstoffen und der Spagyrik hergestellt werden.

Die Therapie ist darauf ausgelegt, die Ausleitungsorgane und den Stoffwechsel anzuregen. Dabei werden die Nieren, Leber, Haut, Schleimhaut und das Lymphsystem aktiviert, um die Schadstoffe auf schonende Art und Weise aus dem Körper auszuleiten.

PHÖNIX Solidago spag. sorgt für eine verstärkte Ausscheidung von toxischen Substanzen und Stoffwechselschlacken über die Nieren.

PHÖNIX Silybum spag. aktiviert die Stoffwechselprozesse der Leber, indem eine Entschlackung der Leberzellen erfolgt. Zudem soll die Zusammensetzung des Gallensekrets normalisiert werden, um eine verbesserte Verdauung zu erreichen.

PHÖNIX Urtica arsenicum spag. sorgt für eine Lösung der Toxine, die im Fett-, Binde- und Nervengewebe eingelagert sind. Die Ausscheidung erfolgt über die Haut und Schleimhäute.

PHÖNIX Thuja Lachesis spag. aktiviert das Lymphsystem, sodass ein effektiverer Transport der Toxine über die Lymphe hin zu den Entgiftungs- und Ausscheidungsorganen erfolgt.

Purgation

Unter Purgation ist die Ausleitung über den Darm zu verstehen. Bis ins 19. Jahrhundert wurde die Reinigung über den Darm in der römischen, arabischen und westlichen Medizin praktiziert.

Lange Zeit galt die Purgation als eines der wirksamsten Heilverfahren. Auch heute noch wissen naturheilkundlich orientierte Therapeuten den Nutzen einer Entgiftung über den Darm zu schätzen und empfehlen entsprechende modernisierte Verfahren. So werden Einläufe als auch die Colon-Hydro-Therapie als Darm-Entgiftungsmethoden eingesetzt. Lesen Sie weitere Informationen über die Darmentgiftung im Kapitel „Die Entgiftungsorgane“.

Schröpfen

Schröpfen gehört zu den ältesten bekannten Therapieformen und wurde bereits vor über 5.000 Jahren praktiziert. Neben dem Aderlass war das Schröpfen auch im Mittelalter eine der wichtigsten Maßnahmen und wurde von Hildegard von Bingen als Ausleitungsverfahren eingesetzt.

Heute wenden einige Heilpraktiker Schröpfen an, um Entgiftungen zu unterstützen. Man macht sich beim Schröpfen die Erkenntnis zunutze, dass viele Schad- und Schlackenstoffe in der Lymphflüssigkeit des Körpers umherkreisen. Man erreicht durch das Schröpfen eine Reduzierung der Lymphe mit dem Nebeneffekt, dass die Produktion von neuer Lymph-flüssigkeit angeregt und der Lymphfluss verbessert wird.

Mit den Worten von Hildegard von Bingen wird das Schröpfen wie folgt beschrieben: „Schröpfen ist zu jeder Zeit gut und nützlich, damit die schädlichen Säfte und Schleime, die sich im Menschen befinden, vermindert werden. Die Schleime sitzen zum größten Teil zwischen Haut und Fleisch und sie sind dem Menschen besonders nachteilig.“

Sie erkannte also schon damals, dass der Körper mit schädlichen Stoffen belastet ist, die es zu beseitigen gilt, um die Gesundheit zu fördern. Denn solange sich die Schleime im Gewebe befinden, behindern diese die Entsorgung der Schlackenstoffe aus dem Gewebe und die Nährstoffversorgung des Gewebes und der Organe.

Der Vorgang des Schröpfens ist eigentlich sehr einfach. Mithilfe von Feuer wird in einem Schröpfglas ein Vakuum erzeugt, das die unter der Haut vorhandene Lymphe ansaugt. Mit Schröpfgläsern erzeugt man an bestimmten Körperstellen (in der Regel

Organreflexzonen) einen Unterdruck. Hierdurch werden positive Reize ausgelöst, die zur Aktivierung der Selbstheilungskräfte führen und die Organfunktionen optimieren. Außerdem werden Schadstoffe, die sich in tieferen Gewebsschichten befinden, über die Haut ausgeleitet.

Die zu schröpfenden Hautbezirke ritzt der Therapeut punktuell an, bevor er die Schröpfgläser aufträgt. Dies führt zu einem effektiven Abfließen der Lymphe. Die Hautritzen schließen sich schon direkt nach dem Entfernen der Gläser, sodass auch keine bleibenden Hautschäden zu befürchten sind.

Vorsicht ist geboten, wenn ein Therapeut viele Schröpfgläser pro Behandlung einsetzen möchte. Leider gab es schon Fälle, bei denen über 50 Gläser angebracht wurden und die Patienten aufgrund des großen Blutverlustes unerwünschte Nebenwirkungen erlitten.

Erfahrene Therapeuten kennen die jeweils sinnvollen Schröpfzonen und in Frage kommenden Reflexpunkte. Sie sind auch in der Lage, mit nur so wenigen Gläsern wie nötig, erfolgreich zu schröpfen. Und sie wissen auch, dass an Körperstellen wie Gesicht, Unterschenkel, Brust, Bauch, Hals und Füßen nicht geschröpft werden sollte. Eine Ausnahme ist das sog. Podagra-Schröpfen, eine spezielle Schröpfart, bei der die in die Beine abgesunkenen schlechten Säfte bis über das Gesäß heraufgezogen werden.
Hildegard von Bingen machte die Erfahrung, dass das Schröpfen bei jungen Menschen erfolgreicher ist als bei älteren. Sie führt dies darauf zurück, dass die Jungen reicher an Säften sind als die älteren Personen. Für diese empfahl sie stattdessen den Aderlass, der hingegen bei jüngeren Menschen nicht so effektiv sei.

Am effektivsten ist das Schröpfen, wenn der Patient nüchtern ist und weder flüssige noch feste Nahrung zu sich genommen hat. Dies hatte seinerzeit auch Hildegard von Bingen so empfohlen: „Wer sich schröpfen lassen will, muss dies nüchtern tun, weil dann das Blutwasser getrennt vom Blut ausfließt. Denn wenn der Mensch gefrühstückt hat, vermengt sich das Blut mit dem Blutwasser, und wenn er sich dann schröpfen lassen will, fließt auch Blut mit dem Blutwasser aus."
Schröpfen kann mit verschiedenen anderen Therapieformen wie

beispiels-weise Dorn/Breuß optimal kombiniert werden.

Schröpfen darf nicht angewandt werden, wenn Erkrankungen mit Blutungsneigung oder Entzündungen der zu therapierenden Hautregion vorliegen.

Selen

Selen war eine der ersten Substanzen, die bei Schwermetallintoxikationen eingesetzt wurde, denn es gilt als der effektivste Mineralstoff, um Vergiftungen zu behandeln. Bei chronischen Vergiftungen ist es auch nützlich, weil es als Co-Faktor der Glutathion-Peroxidase fungiert.

Selen wirkt antioxidativ und ergänzt sich mit Vitamin E als zellschützende Radikalenabwehr. Es verfügt über diverse Schutzfunktionen und kann nicht nur Schwermetalle entgiften, sondern auch Krebs und Allergien vorbeugen sowie das Immunsystem stärken.

Während der Entgiftungsphase sollte Selen nicht in Verbindung mit Koriander eingenommen werden. Bei der Einnahme von Vitamin C ist es wichtig, einen zeitlichen Abstand von mehreren Stunden einzuhalten, damit die Wirkung von Selen nicht durch Vitamin C aufgehoben wird.

Aufgrund des hohen Fleischkonsums und der zunehmenden Schwermetallbelastungen ist ein Selenmangel viel öfter anzutreffen als dies allgemein bekannt ist. Auch bei Chemotherapiebehandlungen, Krebserkrankungen, Herzkrankheiten und Rheuma liegt häufig ein Selenmangel vor.

Ein Selenmangel wird durch entsprechende Selenpräparate behoben. Häufig werden diese auf Nährhefe-Basis hergestellt. Wer keine Hefe verträgt (z. B. aufgrund einer Histaminintoleranz oder Candidainfektion), sollte darauf achten, ein hefefreies Präparat einzunehmen.

Ab einer täglichen Dosierung von 800 Mikrogramm kann es zu Vergiftungserscheinungen wie Haarausfall, Müdigkeit und brüchigen Fingernägeln kommen.

Spirulinaalgen

Spirulinaalgen sind seit jeher ein wichtiger Bestandteil der Traditionellen Chinesischen Medizin (TCM), doch auch die westliche Welt haben sie längst erobert.

Sie werden aufgrund ihrer hochwertigen Inhaltsstoffe geschätzt, denn neben 19 essentiellen und nichtessentiellen Aminosäuren verfügen sie über zahlreiche Spurenelemente und Mineralien.

Spirulinaalgen sollen Schwermetalle zwar nicht so intensiv wie die Chlorellaalgen binden, dennoch sind sie ebenfalls ein hilfreiches Präparat zur Ausleitung. Spirulinaalgen verfügen über Phytochelate, die sich an die Schwermetalle binden und diese anschließend über den Darm aus dem Körper ausleiten.

Aufgrund des hohen Proteingehaltes sind Spirulinaalgen auch für Vegetarier wertvolle Nahrungsergänzungsmittel.

Taurin

Taurin ist eine nichtessentielle Aminosäure, die den Schutz der Zellen vor oxidativen Schäden unterstützt. Der Körper kann Taurin selbst produzieren, indem es in der Leber aus L-Cystein und L-Methionin mithilfe von Vitamin B6 gebildet wird. Mit zunemendem Alter nimmt der Tauringehalt in der Skelettmuskulatur ab.

Noch als Geheimtipp gilt Taurin bei Haarausfall. Dies ist ein Thema, von dem oft Personen mit einer Schwermetallintoxikation betroffen sind. Einige Hersteller von Haarausfallprodukten ergänzen ihre Präparate mit Taurin, weil sie die positiven Wirkungen von Taurin bei Haarausfall festgestellt haben. Wer von Haarausfall betroffen ist und bei sehr hoher Luftfeuchtigkeit oder Regen eine deutliche Besserung feststellt, hat gute Chancen, den Haarausfall mit Taurin zu stoppen. Dies hängt damit zusammen, das Regen taurinhaltig ist und er sich somit positiv auf den Haarausfall auswirken kann. Es kann in diesem Fall lohnenswert sein, Taurin in Form von Tabletten einzunehmen.

Doch wer von einer Schwermetallbelastung betroffen ist, sollte

Taurin nur in Maßen einnehmen. Taurin wirkt auch entgiftend und kann bei bestehendem Haarausfall die Symptomatik noch verstärken, weil der Körper durch die Taurineinnahme Giftstoffe ausleitet.

Vitamin C

Vitamin C ist geradezu ein Multitalent und für den mensch-lichen Organismus so wichtig wie kaum ein anderes Vitamin. In der Umweltmedizin gehört hochdosiertes Vitamin C zur Standardtherapie, um Schwermetalle aus dem Körper heraus zu befördern und außerdem die Zellen vor den schädigenden Metallen zu schützen, denn Vitamin C ist ein hervorragender Radikalenfänger. Schwermetalle wie Blei, Cadmium und Quecksilber werden durch Vitamin C ausgeleitet, und das kanzerogen wirkende Schwermetall Chrom (VI) wird mithilfe von Vitamin C in das harmlosere Chrom (III) umgewandelt.

Die Ausleitungsfähigkeit von Vitamin C bezieht sich allerdings nicht nur auf Metalle, sondern auch auf andere körperfremde Stoffwechselsubstanzen wie Pilze, Bakterien, Arzneistoffe und Alkohol. Diese Substanzen müssen chemisch derivatisiert werden, um überhaupt ausgeschieden werden zu können. Für diesen Prozess ist Vitamin C ein wichtiger Co-Faktor. Außerdem ist Vitamin C in der Lage, die Produktion von Glutathion zu fördern. Die Vitamin C-Dosierungen werden bei schwermetall-belasteten Patienten so hoch angesetzt, dass diese in Form von Infusionen verabreicht werden, denn über den Verdauungstrakt aufgenommene Präparate in vergleichbarer Dosierung sind meist nicht verträglich.

Vitamin C wird in der Regel begleitend zu einer Behandlung mit Chelatbildnern wie DMPS, DMSA und EDTA eingesetzt. Einige Meinungen halten eine alleinige Verabreichung von Vitamin C als auskömmlich, in der Praxis zeigt sich allerdings meistens, dass dies bei einer schwerwiegenden Schwermetallintoxikation nicht ausreicht. *Auch erfahrene Umweltmediziner bestätigen diese Erfahrungen und sehen Vitamin C-Behandlungen immer nur als eine wichtige Ergänzung, niemals jedoch als alleinige Entgiftungs-option.*

Vitamin C ist im Übrigen nicht nur im Hinblick auf die Entgiftung von Interesse, sondern bringt für schwermetallbelastete Personen einen mehrfachen Nutzen.

Da bei vielen Patienten mit einer Schwermetallvergiftung häufig eine Histaminintoleranz vorliegt, kommt diesen die Einnahme von Vitamin C in mehrfacher Hinsicht zugute. Denn Vitamin C verfügt auch über die Eigenschaft, die Histaminfreisetzung zu senken. Neben Kalzium gehört Vitamin C für diese Patienten zu den wichtigsten Nährstoffen, die sie einnehmen sollten.

Einen positiven Einfluss auf die Gesundheit hat das Vitamin C auch bei der Krebsprophylaxe, ein Thema, welches im Hinblick auf den Zusammenhang einer Schwermetallbelastung und der Entstehung von Krebs von Interesse ist. Durch mehrere Studien wurde mehrfach festgestellt, dass die Erkrankungsrate deutlich zurück geht, wenn zusätzliches Vitamin C eingenommen wird. Bei Brustkrebs geht man von einem Rückgang von über 20 % aus, wenn täglich 500 mg Vitamin C verabreicht werden.

Im Unterschied zu den meisten Pflanzen und Tieren (Ausnahme sind Affen, Meerschweinchen und einige Fische und Vögel) ist der menschliche Organismus nicht in der Lage, Vitamin C selbst zu produzieren.

Niemals zuvor gab es ungesünderes Essen und eine ungesündere Umwelt einschließlich schadstoffbelasteter Luft und Gewässern. Hier wäre gerade Vitamin C ein so hilfreicher Nährstoff, der vor vielen der heutigen, so gefürchteten Zivilisationserkrankungen schützen könnte. Die lebenswichtigen Aufgaben von Vitamin C sind sehr umfangreich und reichen von der Stärkung des Immunsystems, Heilung von Wunden und Förderung des Heilungsprozesses, Verbesserung der Eisenaufnahme aus der Nahrung bis hin zum Zellschutz.

Bei zu hohen Vitamin C Mengen, die der Körper nicht aufnehmen kann, werden die überschüssigen Anteile über den Urin und Stuhl wieder ausgeschieden. Da der Körper kaum in der Lage ist, Vitamin C zu speichern, ist eine über den ganzen Tag verteilte Portionierung sinnvoll. Wer eine einmalige Einnahme pro Tag bevorzugt, kann auf zeitverzögert wirkende Präparate zurückgreifen und über den ganzen Tag verteilt Vitamin C vom Darm ins Blut abgeben.

Die individuelle Verträglichkeit ist sehr unterschiedlich. Zu hohe Dosierungen bei oraler Verabreichung äußern sich meistens durch Durchfall. Eine bessere Verträglichkeit wird mit sogenanntem gepuffertem Vitamin C erreicht, weil diese Präparate säurereduziert sind. Sie liegen preislich höher als die herkömmlichen Präparate, aber wenn man damit Durchfall und Bauchschmerzen vermeiden kann, gibt man schon mal gern ein paar Euro mehr aus.

Die Aktivität von Vitamin C kann deutlich gesteigert werden, wenn man zusätzlich zum Vitamin C Bioflavonoide (Proanthocyanidine) einnimmt. Ein probates Mittel mit diesen Eigenschaften ist Grapefruitkern-Extrakt, aber auch Heidelbeeren, Weintrauben, schwarze Johannesbeeren sowie grüner und schwarzer Tee sind gute Lieferanten.

Bei der Einnahme von Vitamin C-Präparaten ist der behandelnde Arzt zu informieren. Dies ist besonders dann wichtig, wenn es um diagnostische Labortests geht, denn durch Vitamin C können vereinzelte Testergebnisse zu falschen Befunden führen.

Wasser trinken

Der Mensch ist ein Wasserwesen. Das wird spätestens dann deutlich, wenn man sich vor Augen führt, dass ein Mensch mit einem Gewicht von 75 kg aus bis zu 50 Litern Wasser besteht. Dieses Wasser muss ständig neu nachgefüllt werden, weil täglich ca. 2,5 Liter Wasser durch Urin (1,5 Liter), Haut (0,5 Liter), Stuhl (0,1) und Atem (0,4 Liter) verbraucht werden. Bei körperlicher Anstrengung und höheren Temperaturen erhöht sich der tägliche Wasserverlust bis hin zur dreifachen Menge, indem durch eine vermehrte Schweißproduktion mehr Wasser ausgeschieden wird. Durch die Verdunstung von Wasser und Schweiß auf der Haut wird dem Körper Wärme entzogen, was der Funktion einer Klimaanlage gleichkommt. Hätte der Körper diese Möglichkeit nicht, würde der Organismus quasi überkochen und damit das körpereigene Eiweiß gerinnen.

Die Flüssigkeitsmenge, die verloren geht, muss dem Körper zurückgegeben werden, denn er kann nicht auf körpereigene Wasserspeicher zurückgreifen.

Einen geringen Teil kann der Körper durch Stoffwechselvorgänge selbst bilden (Oxidationswasser) und durch Nahrungsmittel wie Obst und Gemüse gewinnen, aber der größte Anteil muss durch Flüssigkeit wie insbesondere Wasser zugeführt werden.

Irrtümlicherweise gehen viele Menschen davon aus, den täglichen Flüssigkeitsbedarf in Form von Kaffee, Tee, und Cola abdecken zu können. Diese Getränke jedoch können den Wasserhaushalt nicht ausgleichen, sondern erreichen genau das Gegenteil: Sie entziehen dem Körper Wasser und tragen zudem noch zur Übersäuerung des Körpers bei. Je mehr Kaffee, Softdrinks oder Bier getrunken werden, desto durstiger wird man schließlich, es sei denn, man konsumiert gleichzeitig die gleiche Menge Wasser.

Zu Beginn ist es sehr hilfreich, abends zusammenzuzählen, wie viel man über den ganzen Tag verteilt getrunken hat – ein Trinkplan macht das auf einfache Weise sehr deutlich. Gerade in der Anfangsphase wird erfahrungsgemäß vielen Menschen erst bewusst, wie wenig sie tagsüber getrunken haben.

Obwohl es vielen Menschen nicht bewusst ist: Trinkwasser ist unser wichtigstes Lebensmittel. Und es ist eigentlich eine Binsenweisheit: Viel trinken ist wichtig – zwei bis drei Liter täglich. Dennoch halten sich viele Menschen nicht daran und riskieren durch zu wenig trinken gesundheitliche Folgen und Mangelzustände.

In unserem inneren Stoffwechselbetrieb läuft ohne Flüssigkeit nichts. So hat Wasser lebenswichtige Funktionen: Es transportiert Spurenelemente und Mineralstoffe, fördert die Entschlackung und Entgiftung, reguliert die Körpertemperatur und beseitigt die Abbauprodukte aus dem Stoffwechsel, hält den Kreislauf und die Verdauung in Schwung, reguliert den Blutdruck und kann vielen Krankheiten vorbeugen.

Wasser gehört quasi als Basistherapie zu jedem Entgiftungskonzept. Denn das Wasser ist neben den verschiedenen schwermetallbindenden Substanzen elementar wichtig, damit die Schadstoffe überhaupt aus dem Körper ausgeleitet werden können. Jedes noch so ausgeklügelte Entgiftungsverfahren kann erst dann richtig erfolgreich sein, wenn in ausreichenden Mengen gutes Wasser getrunken wird.

Unter gutem Wasser versteht man jenes, welches keine Schadstoffe enthält. Denn gerade bei einer Entgiftung macht es ja keinen Sinn, über mit belastenden Substanzen kontaminiertes Wasser zu trinken. Das Schlimmste, was in diesem Zusammenhang passieren kann, ist das Trinken von vermeintlich gesundem Leitungswasser, das aus bleihaltigen Leitungen stammt.

In diesem Zusammenhang ist ein Beispiel aus der Praxis interessant, bei dem eine Patientin aufgrund gesundheitlicher Beeinträchtigungen täglich große Mengen Tee trank. Doch statt gesünder wurde sie zunehmend noch kränker. Im Nachhinein stellte sich heraus, dass das Leitungswasser mit Blei belastet war – übrigens in einigen Ballungszentren wie beispielsweise Berlin und Stuttgart auch heute noch immer keine Seltenheit!

Wickel

Wickel werden schon immer traditionell für verschiedenste Erkrankungen und in unterschiedlichen Varianten eingesetzt. Je nach Indikation werden Wickel mit warmem oder kaltem Wasser verwendet. Während kalte Wickel in erster Linie als Wärmeentzieher zum Fiebersenken und zur Anregung der Durchblutung und des Stoffwechsels angewendet werden, nutzt man warme Wickel zur Schmerz- und Krampflinderung.

Auch zur Entgiftung können Wickel eingesetzt werden, hier haben sich besonders Ganzkörperwickel bewährt. Häufig werden die Wickel vor dem Auflegen auf den Körper in eine entgiftungswirkende Substanz wie beispielsweise Algen, Vulkangesteine oder Heilerde getränkt. Der Körper wird anschließend mit einer bestimmten Technik mit den Bandagen am ganzen Körper eingewickelt.

Je nach Methode erfolgt die Anwendung im Liegen oder im Stehen. Bei den Verfahren, die im Stehen erfolgen, kurbelt der Patient den Ausscheidungs- und Stoffwechselprozess mit leichten Bewegungen an. Während und nach der Anwendung sollte man viel Wasser trinken, um die Ausscheidung zu verstärken.

Die Wickel als Entgiftungsmethode ist ein sehr sanftes Verfahren, mit dem andere Ausleitungsbehandlungen wirkungsvoll unterstützt werden können.

Je nach Inhaltsstoffen der verwendeten Substanz erfolgt eine Mineralisierung der Haut.

Als positiven Nebeneffekt stellt man nach einer regelmäßigen Anwendung häufig ein deutlich verbessertes Hautbild fest. Dabei wird das Gewebe insgesamt straffer und die so ungeliebte Cellulite kann sich sichtbar zurückbilden. Auch Hauterkrankungen wie Neurodermitis, Schuppenflechte und Akne können von dieser Art der Ausleitung sehr profitieren.

Mittlerweile haben sich einige Beauty-Institute auf diese Wickel spezialisiert, weil sie sichtbare Hautveränderungen als auch Umfangreduzierungen erzielen können.

Die Anwendung sollte regelmäßig erfolgen und wird je nach Indikation ein- bis zweimal wöchentlich empfohlen.

Zeolith

Zeolith entwickelte sich innerhalb kürzester Zeit zu einem der bevorzugten Entgiftungsmittel und hat heute eine wichtige Stellung inne als begleitende, aber auch als alleinige Entgiftungsmethode. Besonders bei der Entgiftung von Schwermetallen verweisen die Hersteller auf beeindruckende Erfolge. So wurde festgestellt, dass besonders Giftstoffe wie Quecksilber, Blei sowie Ammonium und sogar Radioaktivität gebunden werden können.

Zeolith ist ein natürliches vulkanisches Gestein, das aufgrund einer speziellen Kristallgitterstruktur über sehr intensive Entgiftungseigenschaften verfügt. Zeolith wirkt im Magen-Darm-Trakt, bindet hier ganz gezielt die vorhandenen Giftstoffe wie ein Schwamm, bevor diese in den Blutkreislauf gelangen können. Über den Enddarm werden sie anschließend vollständig ausgeleitet.

Als einer der bekanntesten Befürworter von Zeolith gilt der vor seiner Pensionierung in der Charité tätige Arzt Prof. em. Prof. Dr.

med. habil Karl Hecht. In zahlreichen Publikationen hat er seine Erfahrungen mit Zeolith veröffentlicht wie u. a. in dem Artikel „Die erstaunliche Kraft des Zeolith“ in der Zeitschrift „Raum und Zeit“ (Ausgabe 152 von 2008), wie das folgende Zitat auszugsweise zeigt:

„Wenn dieses Kristallgittergestein in den Verdauungstrakt des Menschen (auch der Tiere) gelangt, dann vermag es die im Körper befindlichen Schadstoffe an sich zu binden und dringend im Körper benötigte Mineralien an den Körper abzugeben. Die Schadstoffe werden mit dem Kot ausgeschieden.“

Auch in seinem Buch „Klinoptilolith-Zeolith“ beschreibt er ausführlich die Wirkmechanismen von Zeolith bei der Entgiftung.

Die Dosierung sollte anfangs in kleinen Mengen gestartet werden, bis die empfohlene Tageseinnahme erreicht ist. Entweder nimmt man Zeolith mit einem Glas stillen Wasser eine Stunde vor den Mahlzeiten ein oder zwei Stunden nach den Mahlzeiten.

Im Übrigen hilft Zeolith auch bei der Behandlung des Leaky Gut Syndroms, bei der Linderung histaminbedingter Allergiesymptome, sowie bei der Entlastung der Leber durch die Bindung von Ammonium. Da dies alles Faktoren sind, von denen häufig Personen mit einer Schwermetallbelastung betroffen sind, können diese somit sogar in mehrfacher Weise von Zeolith profitieren.

Zink

Zink wirkt als einer der wichtigsten Gegenspieler, um den Körper vor schädlichen Einwirkungen der Schwermetalle wie Blei, Cadmium, Quecksilber, Nickel etc. zu schützen. Insofern ist es nicht verwunderlich, dass Zink in der Umweltmedizin eine wichtige Rolle spielt und ein häufiger Bestandteil von Entgiftungstherapien ist.

Personen mit einer Schwermetallbelastung haben in der Regel immer ein großes Zinkdefizit, das mit hochdosierten Präparaten kompensiert werden muss. Gleiches gilt auch beim Vorliegen einer Infektion mit dem Candidapilz, bei dem überdurchschnittlich viel Zink verbraucht wird und somit schnell Mangelerscheinungen auftreten können.

Bei den meisten Personen mit einer Schwermetallbelastung ist davon auszugehen, dass der Zinkmangel in Verbindung mit einer Pyrrolurie steht. Bei dieser genetisch bedingten Stoffwechselerkrankung kommt es zu einem Zinkmangel, der nicht durch Ernährung kompensiert werden kann, sondern eine lebenslange Zuführung von Zinkpräparaten erfordert. Lesen Sie hierzu das Kapitel „Pyrrolurie".

Aber auch Resorptionsstörungen und verschiedenen Krankheitsbilder wie entzündliche Darmerkrankungen, Störungen der Bauchspeicheldrüsenfunktion, Infektionen, Diabetes, Nieren- oder Lebererkrankungen, Gewebezerstörungen wie entzündlich rheumatische Erkrankungen und verschiedene Krebsarten können für einen Zinkmangel verantwortlich sein.

So vielfältig die Ursachen eines Zinkmangels sind, so unterschiedlich zeigen sich auch mögliche Mangelzustände, wenn dem Körper zu wenig Zink zur Verfügung steht. Das bekannteste Symptom ist weiße Flecken auf den Fingernägeln. Alle darüber hinaus gehenden Beschwerdebilder werden meistens aus Unwissenheit nicht mit einem Zinkmangel in Verbindung gebracht.
Zu diesen zählen neben Haarausfall und erhöhter Infektanfälligkeit auch Wachstumsstörungen, Depressionen, Aggressivität, Hyperaktivität, Durchfall bis hin zu Unfruchtbarkeit und diversen Hauterscheinungen wie Ausschlägen, Verhornungen und Akne.

Auch dass Müdigkeit und sogar das chronische Müdigkeitssyndrom (CFS) mit einem Zinkmangel einhergehen kann, findet in der Praxis nur wenig Berücksichtigung. In einer CFS-Studie wurde festgestellt, dass immerhin ein Drittel der teilnehmenden Patienten von einem reduzierten Zinkwert betroffen war.

Wenn man weiß, von welch großer Bedeutung Zink ist, dann verwundern all die gravierenden gesundheitlichen Beeinträchtigungen nicht. Zink ist ein wahrhaftiges Multitalent und an zahlreichen Stoffwechselprozessen beteiligt. So gehen Experten nicht nur davon aus, dass Zink an über 200 Enzymen beteiligt ist, sondern auch eine wichtige Rolle im Neurotransmitterhaushalt und im Leberstoffwechsel spielt.

Aber auch das Immunsystem ist auf das Vorhandensein von ausreichend Zink angewiesen. Das Immunsystem benötigt Zink, um die Abwehr gegenüber unerwünschten Eindringlingen aufrecht zu erhalten. Ein Zinkmangel führt schließlich zu einer Immundepression.

Bei einer längerfristigen Zinkeinnahme sollte auf mögliche Wechselwirkungen bezüglich Kupfer, Mangan, Vitamin A, Eisen und Kalzium geachtet werden, wenn über einen Zeitraum von mehreren Wochen eine tägliche Dosis von mehr als 25 mg eingenommen wird. Durch die übermäßige Zinkzufuhr kann es nämlich zu Eisen- und Kupferverlust kommen.

Gehirnentgiftung

Eine besondere Herausforderung bei der Ausleitung von Giftstoffen stellt die Gehirnentgiftung dar. Das Gehirn wird durch die sogenannte Blut-Hirn-Schranke abgeschottet, sodass viele Stoffe nicht in das Gehirn eindringen können. Dies ist einerseits eine wichtige Schutzfunktion für das Gehirn, aber andererseits erschwert es den Zugang für entgiftende Substanzen.

Das ist insofern fatal, weil das Gehirn bei vielen Patienten mit einer chronischen Schwermetallvergiftung betroffen ist und einer Entgiftung bedarf, um langfristige Folgeschäden zu vermeiden. Schwermetallablagerungen sollen nämlich mit diversen ernsthaften Erkrankungen in Verbindung stehen wie Alzheimer, Depressionen, Multiple Sklerose und einige weitere. Wenn man diese Gefahr kennt, ist nachvollziehbar, warum eine Entgiftungstherapie auch immer das Gehirn berücksichtigen sollte.

Zur Entgiftung des Gehirns kommen zwangsläufig nur Substanzen in Betracht, die in der Lage sind, die Blut-Hirnschranke zu passieren. Hierzu gehören Koriander und DMSA. Andere Chelatbildner wie DMPS und EDTA verfügen nicht über diese Fähigkeit.

Die aus dem Gehirn mobilisierten Schwermetalle erreichen über die Lymphe und die Blutbahn die Entgiftungsorgane, sodass sie aus dem Körper ausgeschieden werden können.

Kritisch zu betrachtenden Methoden

Wer heilt, hat Recht. Wenn am Ende einer Therapie sich der erhoffte Erfolg einstellt, ist es fast egal, wie man zu diesem Ziel gelangt ist. Doch leider ist der Therapieerfolg nicht immer von Erfolg gekrönt, und es ist ärgerlich, wenn man viel Zeit, Geld und Hoffnung investiert hat.

Besonders schlimm ist es, wenn man während oder nach einer Therapie feststellt, dass der Zustand schlechter ist als vor der Behandlung. Da kommt verständlicherweise auch Angst auf, ob man seinem Körper womöglich mehr Schaden als Nutzen zugefügt hat. Besonders gefürchtet sind Methoden, die im Verdacht stehen, Schwermetalle in das Gehirn oder andere Körperregionen zu verschieben anstatt sie auszuleiten.

Nachfolgend erfahren Sie die Methoden, *die kritisch zu hinterfragen sind* und nicht vorbehaltlos bei einer Entgiftung zur Anwendung kommen sollten. Alle aufgeführten Methoden habe ich selbst getestet.

Bioresonanztherapie

Die Bioresonanztherapie ist eine Behandlungsform, die ich grundsätzlich sehr schätze und die ich selbst auch in bestimmten Fällen anwende. Sie kann sehr effektiv bei zahlreichen Erkrankungen helfen, aber bei einer Entgiftung nicht direkt, sondern nur indirekt.

Schon seit vielen Jahren wird dies kontrovers diskutiert, auch von mir, denn nach meinen nachweislich negativen Erfahrungen ergab sich so manch undankbare Diskussion mit Herstellern und Anwendern.

Vor einigen Jahren hatte ich das heutige Wissen noch nicht und war, wie viele von Ihnen, auf der Suche nach Lösungen, wie ich mich von meiner chronischen Schwermetallvergiftung befreien konnte. So stieß ich irgendwann auf die Bioresonanz. Bei der anfänglichen Bioresonanz-Austestung wurde die Belastung mit Quecksilber und Palladium bestätigt. In den darauffolgenden Monaten sollten die Schwermetalle durch regelmäßige Bioresonanzanwendungen ausgeleitet werden. So, wie Sie vermutlich auch, war ich voller Hoffnung und Zuversicht und investierte viel Zeit und Geld in diese Therapie, um endlich gesünder zu werden. Und tatsächlich - die Werte besserten sich mit fast jeder weiteren Sitzung.

Nach einigen Monaten waren die Schwermetalle dann nicht mehr mit dem Bioresonanzgerät auffindbar, sodass mir die Heilpraktikerin voller Freude mitteilte: „Es ist geschafft, die Schwermetalle sind Sie endlich los!"

Natürlich habe ich mich damals riesig gefreut über diesen vermeintlich tollen Erfolg. Denn schließlich hatte ich bis dahin schon etwa 5 Jahre lang herumgedoktert, um die Schwermetalle loszuwerden.

Da ist so eine Nachricht, von den Schwermetallen endgültig befreit zu sein, doch ein großes Geschenk.

Leider war die Freude nur von äußerst kurzer Dauer. Denn trotz der so tollen Messergebnisse fühlte sich mein Körper ganz und gar nicht danach an, als sei er alles los. Ich fühlte mich unverändert schlecht und hatte nach wie vor zahlreiche Symptome, die geradezu klassisch sind für eine chronische Schwermetallvergiftung.

Einige Monate später wurde ich schließlich in einer Umweltklinik aufgenommen, wo anhand von Chelatbildnern eine Schwermetallvergiftung überprüft wurde. Und was sagten die Laborergebnisse? Referenzüberschreitende Werte bezüglich Quecksilber, Kupfer, Palladium, Blei, Chrom und einiges anderes. Also, wozu hatte ich die Bioresonanztherapie durchgeführt?

Nach Rücksprache mit meiner Umweltärztin erfuhr ich schließlich, dass sie diese Fälle immer wieder in der Klinik erlebte. Viele ihrer Patienten seien der Meinung, die Schwermetalle mit der Bioresonanztherapie losgeworden zu sein, aber klagten dennoch über zahlreiche typische Schwermetallvergiftungs-Symptome. Und die in der Klinik durchgeführten Labortests mithilfe der Chelatbildner zeigten schließlich auch immer wieder hohe toxische Belastungen – trotz der durchgeführten Ausleitungen mit Bioresonanz.

Meine Umweltärztin wies mich schließlich darauf hin, dass es durch die Bioresonanz zu möglichen Verschiebungen der Schwermetalle innerhalb des Körpers kommen könne, was die ganze Erkrankung noch gefährlicher machen würde, als sie es eh schon war.

Liebe Leser, dies sind meine ganz persönlichen Erfahrungen, die ich gemacht habe. Letztendlich muss natürlich jeder selbst für sich entscheiden, welcher Methode er vertrauen möchte.

Um keine Missverständnisse aufkommen zu lassen, es geht bei der Vermeidung der Bioresonanz lediglich um den Verzicht auf eine direkte Ausleitung von Schadstoffen. Bei der Unterstützung der Entgiftungsorgane oder anderer wichtiger körperlichen Aktivierungen hingegen kann Bioresonanz große Dienste leisten.

Homöopathie

Manche homöopathisch arbeitenden Therapeuten verabreichen potenzierte Quecksilbersalze wie beispielsweise Mercurius solubilis mit dem Zweck, Quecksilber aus dem Körper auszuleiten. Nach meinen Erfahrungen wird dem Körper hierdurch allerdings noch weiteres Quecksilber zugeführt.

Man geht davon aus, dass durch die homöopathischen quecksilberhaltigen Substanzen das Quecksilber zwar im Körper mobilisiert würde, es aber zu gefährlichen Verschiebungen kommt, die bis ins Gehirn reichen können.

Auch der Begründer der Homöopathie, Samuel Hahnemann, soll schon zu seiner Zeit darauf hingewiesen haben, dass Vergiftungen anders zu behandeln seien als alle anderen Krankheiten. Vergiftungen zählte er in seiner Veröffentlichung (Organon) ganz klar zu den Ausnahmen, bei denen die Homöopathie nicht eingesetzt werden darf: *„Hierher gehören auch verschiedene Antidote jählinger Vergiftungen.“*

Um keine Missverständnisse aufkommen zu lassen, es geht bei der Vermeidung der homöopathischen Substanzen lediglich um den Verzicht auf quecksilberhaltige Präparate. Bei der Unterstützung der Entgiftungsorgane oder anderer wichtiger körperlichen Aktivierungen hingegen können Homöopathika große Dienste leisten.

Zusätzliche Maßnahmen, die die Entgiftung unterstützen

Neben den eigentlichen Entgiftungspräparaten und -methoden gibt es zahlreiche Möglichkeiten, den Körper bei der Beseitigung von Schadstoffen zusätzlich zu unterstützen.

Im Folgenden werden die wesentlichsten Methoden und Nährstoffe in alphabetischer Reihenfolge vorgestellt, wenngleich es ganz sicher noch weitere gibt, von denen ein schadstoffbelasteter Körper profitiert.

Akupressur

Die Akupressur ist eine Heilmethode der Traditionellen Chinesischen Medizin (TCM). Sie geht wie die Akupunktur davon aus, dass Krankheiten dann entstehen, wenn der Energiefluss des Körpers durch Blockaden gestört ist. Anstatt mit Akupunkturnadeln werden die Meridiane durch eine punktuelle Druckmassage der Fingerkuppen aktiviert. Da sie also ohne Geräte oder andere Hilfsmittel angewendet werden kann, ist sie eine ideale Methode für eine Selbst-anwendung, indem mit kreisenden Bewegungen der jeweilige Punkt kräftig gedrückt wird.

Mit dieser einfachen Methode kann man auch bei plötzlich auftretenden Beschwerden sofort für eine Linderung sorgen. Voraussetzung ist, dass man die jeweils wichtigen Akupressurpunkte kennt. Ist man z. B. von plötzlicher Müdigkeit betroffen, kann es hilfreich sein, beide Ohrläppchen mit den Daumen und Zeigefingern zu massieren und anschließend ein paar Mal an den Ohrläppchen zu ziehen.

Da es über 400 Akupressur- bzw. Akupunkturpunkte gibt, ist es unerlässlich, sich anhand entsprechender Literatur zu informieren. Trotz der Möglichkeit, Akupressur in Eigenregie anzuwenden, sollten Sie immer Rücksprache mit Ihrem Arzt halten.

In den vergangenen Jahren wurde die Akupressur in einigen Punkten verändert oder vereinfacht. So haben die Methoden Klopf-Akupressur und Thought Field Therapy ihre Basis in der klassischen Akupressur.

Akupunktur

Die Akupunktur ist ein Therapieverfahren, das seit über 2.000 Jahren in der Traditionellen Chinesischen Medizin (TCM) angewandt wird. Mittlerweile schätzen auch in der westlichen Welt viele naturheilkundlich orientierte Therapeuten die Akupunktur bei einer Vielzahl von Erkrankungen.

Die Akupunktur geht davon aus, dass Meridiane die Kanäle im Körper sind, durch die die Lebensenergie Qi fließt. Jeder Meridian ist mit einer Organgruppe oder einem einzelnen Organ verbunden, sodass über die Stimulierung des Meridians die verschiedenen Körperregionen erreicht werden können.

Sie ist eine Reiz- bzw. Regulationstherapie, die anhand von 15 bis 20 Akupunkturnadeln durchgeführt wird. Es sollten immer so wenige Nadeln wie möglich gesetzt werden, aber in Einzelfällen kann eine höhere Anzahl erforderlich sein. Die Nadeln werden je nach Beschwerdebild an den entsprechenden Meridianen leicht in die Haut gepiekt. Somit werden die jeweiligen Organe in ihrer Aktivität angeregt und die Selbstheilungskräfte aktiviert.

Durch Akupunktur kann die Ausleitung von Schadstoffen hilfreich unterstützt werden. Hierbei werden hauptsächlich die Meridiane der Ausscheidungsorgane aktiviert, sodass die Entgiftungsleistung gestärkt wird.

Eine Akupunkturtherapie besteht insgesamt aus 10 bis 15 Sitzungen. Jede Anwendung dauert etwa 30 Minuten und wird meistens in bequemer Liegeposition durchgeführt. Bei der Ohrakupunktur findet die Anwendung im Sitzen statt, indem nur Akupunkturpunkte am Ohr behandelt werden. Diese Art der Akupunktur wurde von dem französischen Arzt Dr. Nogier entwickelt, als er feststellte, dass sich in den Ohren Reflexzonen befinden, die den gesamten Körper erreichen.

Die moderne Medizin hat die klassische Akupunktur in einigen Punkten weiterentwickelt. So werden anhand von Laser- oder Elektroakupunktur-Anwendungen die Meridiane nicht durch Nadeln aktiviert, sondern durch Elektro- bzw. Laserenergie.

Bewegung und Sport

Durch Bewegung und sportliche Aktivitäten werden der Stoffwechsel, die Schweißproduktion, Verdauung und Durchblutung des gesamten Körpers angeregt, was zu einer intensiven Ausscheidung von Schlackenstoffen beiträgt. Außerdem kommt es zu einer verbesserten Versorgung der Zellen mit Sauerstoff. Dieser Effekt kann gesteigert werden, wenn die Sportart an der frischen Luft ausgeübt wird.

Besonders effektiv ist Joggen, aber auch Walking, Nordic Walking und Radfahren sind günstige Sportarten.

Wichtig ist, dass kein falscher Ehrgeiz entwickelt wird, weil sich zu große körperliche Anstrengungen kontraproduktiv auf den Gesundungsprozess auswirken kann.

Cellsymbiosistherapie® nach Dr. med. Heinrich Kremer

Die Cellsymbiosistherapie® nach Dr. med. Heinrich Kremer wird auch als Protokolllösung bezeichnet. Bei dieser einzigartigen Therapieform hat Dr. Kremer die Erkenntnisse seiner über 20-jährigen Forschungen zugrunde gelegt, nach denen er chronische Erkrankungen auf eine Funktionsüberlastung der Mitochondrien zurückführt.

Da die Mitochondrien auch durch eine Schwermetallvergiftung überlastet werden, ergänzen einige Therapeuten eine Entgiftungstherapie mit der Cellsymbiosistherapie®.

Die Cellsymbiosistherapie® besteht aus regelmäßigen Infusionen, die eine spezielle Mischung aus hochdosierten Antioxidantien, Mineralien und Aminosäuren beinhalten und zur Regeneration der Mitochondrien führen sollen.

Curcuma

Bereits seit über 3.000 Jahren ist Curcuma in Indien als heiliges Gewürz bekannt – und gilt seit jeher in der ayurvedischen Medizin als überaus erprobte und bewährte Heilpflanze. Seit dem frühen Mittelalter findet Curcuma auch in Europa und Nordafrika Verwendung. Aber trotz seiner langen Tradition als Heilpflanze erweckt es erst seit wenigen Jahren in Deutschland das Interesse.

Der eigentlich medizinisch wirksame Bestandteil ist das Curcumin. Bewährt hat sich Curcuma vor allem bei Erkrankungen der Leber und der Galle, was es für Patienten mit einer chronischen Vergiftung so wertvoll macht. Es soll aber auch in der Lage sein, einen schadstoffbelasteten Organismus direkt durch Entgiftung zu entlasten und die Produktion von Glutathion zu stimulieren.

Elektrosmogmeidung

Kaum vorstellbar, aber eine weiträumige Elektrizität in Privathaushalten, so wie wir sie heute kennen, erfolgte erst vor 100 Jahren. Man mag sich nicht vorstellen, wie die heutige Welt ohne Strom aus der Steckdose aussehen würde, schon ein Stromausfall von wenigen Stunden lässt uns nervös werden. Dass der Strom selbst auch zu Nervosität führen kann, wird gemeinhin kaum bedacht, wenngleich nicht wegzudiskutieren ist, dass elektrische bzw. elektromagnetische Felder und Wellen überall dort entstehen, wo Elektrizität vorhanden ist.

Diesen sogenannten Elektrosmog kann man nicht sehen, riechen oder schmecken. Er ist quasi unsichtbar, aber trotzdem vorhanden, das macht es so schwierig, ihn zu meiden.

Längst steht er im Verdacht, sich ungünstig auf zahlreiche Krankheiten auszuwirken, möglicherweise fungiert er sogar als aus Auslöser. Besonders werden hier Krebs, Alzheimer und psychische Erkrankungen erwähnt. Auch die Entstehung von Depressionen ist möglich, wie bereits im Jahr 1988 eine Studie in England zeigte.

Erklärt wird dies unter anderem mit dem Einfluss des Elektrosmogs auf die Melatoninproduktion, denn Menschen in Gegenden mit starken elektromagnetischen Feldern weisen einen niedrigen Melatoninspiegel auf.

Hinsichtlich Schadstoffbelastungen stehen elektromagnetische Strahlen im Verdacht, Ausleitungen zu behindern. Besonders Quecksilber soll hiervon betroffen sein. In Untersuchungen stellte man schon vor Jahren fest, dass Ausleitungen in funkarmen Gegenden erfolgreicher verliefen als in elektromagnetisch stark belasteten Regionen. Handystrahlen sollen zudem in der Lage sein, Schwermetalle aus den Zähnen zu lösen.

In diesem Zusammenhang ist interessant zu wissen, dass viele Umweltpatienten, die von einer Schadstoffbelastung betroffen sind, gleichzeitig elektrosensibel sind. Viele Umweltmediziner beziehen das Thema Elektrosmog inzwischen in die Behandlungskonzepte ein.

Um sich vor elektromagnetischen Strahlen zu schützen, gibt es inzwischen zahlreiche Hilfsmittel, die im Alltag genutzt werden können. Besonders der Schlafplatz sollte frei von Strahlen sein, was schon damit anfängt, einen elektrisch betriebenen Wecker gegen einen strahlenfreien Wecker auszutauschen und das Smartphone außerhalb des Schlafzimmers aufzubewahren.

Entsäuerung

Zivilisationskrankheiten wie Fibromyalgie, Arthrose, Rheuma, Tinnitus bis hin zu Allergien stehen heute unter Verdacht, die Folgen einer chronischen Übersäuerung zu sein. Da die Naturheilkunde Krankheiten nach ihrem Ursachenprinzip betrachtet, gehen immer mehr Therapeuten dazu über, die Entsäuerung in Behandlungen zu integrieren.

Dies gilt unbedingt auch für eine ganzheitliche Therapie einer chronischen Schwermetallvergiftung. Denn es ist auffällig, dass viele dieser Patienten zu einer ständigen Übersäuerung neigen und der Körper ein saures Milieu aufweist. Häufig kann die Entgiftung wesentlich effektiver erfolgen, wenn eine Umstimmung in ein basisches Milieu erreicht wird. Experten gehen auch davon aus, dass sich Schwermetalle in einem sauren Milieu aggressiver verhalten als in einem basischen Umfeld.

Eine ganzheitliche Diagnostik sollte somit auch eine Säure-Basen-Analyse beinhalten, um festzustellen, inwieweit die Basenpufferreserven erschöpft sind und in welchem Umfang eine Säure-Basen-Therapie angezeigt ist. Dies kann durch einfaches Messen des pH-Wertes des Urins erfolgen.

Doch was ist eigentlich eine Übersäuerung? Saurer Regen und übersäuerte Böden sind als bedrohliche Umweltschäden in aller Mund. Dass auch der menschliche Organismus übersäuern kann und dies zu schwerwiegenden gesundheitlichen Schäden führt, wird immer noch zu wenig berücksichtigt.

Damit im menschlichen Organismus Stoffwechselprozesse optimal von statten gehen können, benötigt dieser einen ausgeglichenen Säure-Basen-Haushalt. Besonders die umfangreichen Enzymleistungen können nicht mehr aufrechterhalten werden, wenn der Körper übersäuert und damit der pH-Wert des Blutes, der Gewebsflüssigkeiten und der Organstrukturen nicht basisch ist.

Zwar kann der Körper den pH-Wert des Blutes konstant halten, aber innerhalb der Gewebsflüssigkeiten und der Körperzellen kommt es zu starken Säureansammlungen, wenn dem Körper nicht ausreichend basische Nährstoffe zugeführt werden.

Das Ergebnis ist eine chronische Übersäuerungssituation des Körpers. Entsäuerungsexperten gehen sogar so weit, dass sie einen übersäuerten Organismus als Basis für Zellenentartungen – also Krebszellen – sehen. So beziehen ganzheitlich ausgerichtete onkologische Kliniken mittlerweile in ihre Behandlungen Entsäuerungen ein.

Säurebildende Lebensmittel wie Zucker, Weißmehl, Fleisch, Alkohol, Kaffee und Nikotin werden in der heutigen Zeit in viel zu großen Mengen konsumiert. Weiterhin wirken tagtäglich viele Umweltbelastungen wie Schwermetalle, Autoabgase, Medikamente und vieles mehr auf uns ein. Diese werden vom Organismus zu Säuren verstoffwechselt mit dem Ergebnis einer Schlackenbildung und Mineralstoffverarmung. Wenn dann noch emotionale Komponenten wie Stress, Hektik, Ärger und Lärm als

Säurebildner hinzukommen, droht der Körper zu übersäuern.

In der Umwelt neutralisiert und remineralisiert man übersäuerte Böden mit der Zufuhr von basischem Kalk, um wieder ein ausgeglichenes Säure-Basen-Gleichgewicht herzustellen.

Genauso verhält es sich mit dem menschlichen Organismus, den man mit Basenpulver bestehend aus Mineralstoffen, basischer Ernährung und Entsäuerung wieder in ein gesundes Gleichgewicht bewegen kann.

Sehr hilfreich sind basische Voll- und Fußbäder und Wickel, denn nach dem Gesetz der Osmose werden im Körper befindliche Säuren durch den Konzentrationsausgleich über die Haut ausgeleitet.

Die basische Ernährung besteht hauptsächlich aus Gemüse und Obst und täglich 2 bis 3 Litern Kräutertee und kohlesäurefreiem Trinkwasser.

Homöopathie

Wie im Kapitel „Kritisch zu betrachtende Entgiftungsverfahren" beschrieben, ist die Homöopathie für den Einsatz zur direkten Entgiftung nicht unbedingt geeignet beziehungsweise sogar kontraindiziert. Allerdings kann sie hervorragende Dienste leisten, wenn es um unterstützende Maßnahmen geht. Denn durch homöopathische Substanzen können der Stoffwechsel und die Selbstheilungskräfte aktiviert werden. Außerdem ist es sinnvoll, mit individuell ausgewählten homöopathischen Mitteln die geschwächten Entgiftungsorgane gezielt zu unterstützen.

Homöopathisch arbeitende Therapeuten machen immer wieder die Erfahrung, dass die homöopathischen Substanzen oftmals viel besser wirken, wenn vorab bereits verschiedene Entgiftungsmaßnahmen durchgeführt wurden. Man vermutet, dass sich der Organismus zuvor in einer Entgiftungs- und Regulationsstarre befand und die Homöopathie in ihrer Wirkung geschwächt wurde.

Die durch die Homöopathie übermittelten Heilinformationen sind zwar chemisch nicht mehr messbar, aber durch physikalische Schwingungsmuster erzeugen sie ihre Wirkung.

Von Kritikern wird immer mal wieder der Placebo-Effekt der Homöopathie thematisiert, auf den die Wirkung der homöopathischen Substanzen zurückzuführen sei. Die Tatsache, dass Homöopathie erfolgreich bei Tieren und kleinen Kindern eingesetzt werden kann, dürfte Beweis genug sein, dass es sich bei der Homöopathie nicht um eine Placebo-Wirkung handeln kann.

Immunsystemstärkung

An die Wichtigkeit eines funktionierenden Immunsystems wird bei einer chronischen Schwermetallvergiftung häufig leider nicht gedacht.

Schwermetalle führen in der Regel zu einer starken Beeinträchtigung des Immunsystems, sodass sich Bakterien, Viren und Pilze leichter ausbreiten können als bei gesunden Menschen. Besonders häufig werden bei den Patienten Candida-Hefeinfektionen, Chlamydien und Herpesviren gefunden, zu denen auch das Epstein-Barr-Virus (EBV) gehört.

Durch die Ausleitung von Schadstoffen kommt es automatisch zu einer Verbesserung des Immunsystems, doch ist es sinnvoll, schon parallel zur Entgiftungstherapie das Immunsystem einzubeziehen.

Dazu gehört auch, nach weiteren Ursachen zu schauen, die zu einer Beeinträchtigung des Immunsystems führen. Hier sind eine Unterversorgung mit Vitaminen, Mineralien und Spurenelementen zu nennen, aber auch eine gestörte Darmflora, Stress, Schlafstörungen und eine schlechte Ernährung.

Die Aktivierung des Immunsystems kann durch vielfältige Maßnahmen erfolgen. Dazu eignen sich verschiedene Phytopräparate, homöopathische Mittel, Vitamine, diverse Nahrungsergänzungsmittel, Sport, Sitzungen in Sauna oder Infrarotkabinen. sowie diverse Entspannungstechniken zur Stressreduzierung. Namentlich sind dies beispielsweise Präparate wie Echinacea, Vitamin C, Vitamin E, Zink, Darmflorapräparate,

Colostrum, Q10 sowie Qi Gong und Tai-Chi. Auch Anwendungen wie Reiki und Akupunktur sowie Akupressur können das Immunsystem unterstützen.

Als besonders effektiv gilt das Schwarzkümmelöl. Es wird in der arabischen Welt, in Indien und Äthiopien traditionell in der Volksmedizin eingesetzt. Aufgrund der über 100 hochwirksamen Inhaltsstoffe (z. B. mehrfach ungesättigte Fettsäuren, Vitamine A, D, E, und B sowie Zink, Selen und Magnesium) gilt Schwarzkümmelöl als ein wahrhaftiger Immunbooster. Besonders hochwertig soll das kaltgepresste Öl aus dem ägyptischen Samen sein.

Aber es ist nicht immer mit der Zufuhr von Präparaten getan, sondern so lange ein Störfaktor vorhanden ist und dieser nicht ausgeschaltet wird, kämpft man gegen Windmühlen.

Wer beispielsweise unter Schlafstörungen leidet, sollte tunlichst dafür Sorge tragen, diese zu beseitigen. Denn insbesondere ein gesunder Schlaf ist eine der wichtigsten Voraussetzungen für ein intaktes Immunsystem. Oder wer z. B von einer chronischen Schwermetallbelastung betroffen ist, sollte die Schadstoffe aus dem Körper ausleiten.

Gleiches gilt auch für unverträgliche Nahrungsmittel. Werden trotz vorhandener Intoleranzen die unverträglichen Lebensmittel weiterhin verzehrt, führt dies zu einer Überstrapazierung des Immunsystems. Lesen Sie hierzu das Kapitel „Ernährung". Eine gesunde Ernährung sollte zwar grundsätzlich aus „gesunden Lebensmitteln" bestehen, aber dies gilt auch nur solange, wie diese überhaupt vertragen werden. Wer beispielsweise eine Fruktoseintoleranz hat, aber trotzdem Obst in großen Mengen verzehrt, braucht sich über gesundheitliche Probleme nicht zu wundern.

Einige ganzheitlich arbeitende Therapeuten greifen zur Immunstützung gerne zu individualisierten Immun-Stimulantien aus dem Bereich der sogenannten Mikroimmuntherapie, die auch als High-Tech-Homöopathie bezeichnet wird. Es ist auf Zustände ausgerichtet, die zu einer Störung des Immunsystems führen. Ein häufiges Einsatzgebiet sind chronische Viren-belastungen wie etwa dem Epstein-Barr-Virus (EBV).

Kalzium

Kalzium ist der wichtigste Mineralstoff, den der menschliche Organismus benötigt. Schließlich besteht der Körper eines Erwachsenen in Form des Skelettes zu über einem Kilo aus Kalzium.

Zudem gilt Kalzium als eine allergielindernde Substanz. Viele Patienten mit einer Schwermetallbelastung leiden unter Allergien, sodass Kalzium ein wichtiges Mineral für diese Personengruppe ist.

Insbesondere Personen mit einer Histaminintoleranz können von Kalzium profitieren, weil es als ein natürliches Antihistaminikum wirkt. Dies wird darauf zurückgeführt, dass Kalzium eine stabilisierende Wirkung auf die Plasma-Membran ausübt. Darüber hinaus hemmen Kalzium-Ionen die Freisetzung von Histamin aus den Mastzellen. Somit kann in vielen Fällen das Auftreten der allergischen Beschwerden verhindert werden.

Es empfiehlt sich eine tägliche Einnahme von 500 bis 2.000 mg, die auf den ganzen Tag verteilt werden sollte.

Zu 99 % befindet sich das im Körper enthaltene Kalzium im Skelett, was die Bedeutung von Kalzium für die Knochen sehr deutlich macht. Auch wenn zwischenzeitlich viele neue Erkenntnisse zur Osteoporose-Entstehung gewonnen wurden, steht Kalzium immer noch im Fokus, wenn es um Osteoporose-Diskussionen geht.

Besteht ein langandauernder Kalziummangel, greift der Körper auf die Reserven in den Knochendepots zurück, um das sonst auftretende Defizit auszugleichen. Damit wird die Stabilität des Knochens allerdings gefährdet und der Entstehung von Osteoporose Vorschub geleistet.

Auch wenn es gern und oft von entsprechenden Stellen gebetsmühlenartig verbreitet wird: Milch und Milchprodukte sind keine Garanten dafür, dass keine Osteoporose auftritt. Hier gibt es mittlerweile Erkenntnisse, die dazu veranlassen, den Milchproduktkonsum kritischer zu bewerten. Allein die Tatsache, dass asiatische Völker kaum an Osteoporose erkranken, obwohl sie keine Milchprodukte verzehren, sollte nachdenklich stimmen.

Ursachen von Kalziummangel liegen häufig in Verdauungsstörungen und einer mangelnden Kalziumzufuhr. Aber auch Bewegungsmangel, Vitamin D Mangel, übermäßiger Kaffeekonsum und Fleischverzehr, sowie Stress können die Kalziumbilanz negativ beeinflussen.

Wenn Kalzium als Nahrungsergänzungsmittel zugeführt wird, sollte unbedingt darauf geachtet werden, dass es sich nicht ungünstig auf die Darmflora auswirkt und diese basisch werden lässt. Präparate auf Citratbasis sind zu empfehlen.

Magnesium

Magnesium hat zahlreiche Funktionen im menschlichen Organismus inne und ist in mehrfacher Hinsicht nützlich bei einer Schwermetallbelastung. So ist es am Energiestoffwechsel beteiligt, es unterstützt die Erregungsleitung des Nervensystems und die Muskelfunktionen. Außerdem ist es in die Produktion von über 300 Enzymen involviert und reinigt den Organismus von Umweltgiften. Aufgrund dieser vielfältigen Beteiligung von Magnesium an umfangreichen Stoffwechselvorgängen gehört Magnesium zu den wichtigsten Nährstoffen, die der Organismus für die Gesunderhaltung benötigt.

Die optimale Magnesiumaufnahme ist von verschiedenen Faktoren abhängig. So kann der Körper das zugeführte Magnesium nur dann vollständig verwerten, wenn die Resorption im Dünndarm und die Magnesiumverteilung im Körper optimal ablaufen. Auch die Funktionstüchtigkeit der Nieren spielt eine große Rolle. **Liegt eine Beeinträchtigung der Nierenfunktion vor, ist es wichtig, die Dosierung mit dem behandelnden Therapeuten abzuklären.** Durch die gleichzeitige Einnahme von Aminosäuren kann Magnesium besonders gut vom Körper resorbiert werden.

Auch durch die Verteilung von Magnesium auf täglich drei kleinere Portionen anstatt einer einmaligen Einnahme kann die Resorption verbessert werden.

Magnesium kann aufgrund seiner vielfältigen Wirksamkeiten bei zahlreichen Beschwerdebildern hilfreich eingesetzt werden.

Hierzu dienen bestimmte Herzerkrankungen, Muskelkrämpfe und das chronische Erschöpfungssyndrom. Werden Auffälligkeiten im Magnesiumhaushalt diagnostiziert, so besteht häufig ein Zusammenhang mit chronischer Erschöpfung. Mittlerweile gehört Magnesium zur Standardtherapie, um den chronisch erschöpften Patienten wieder zu mehr Energie und körperlicher Leistungsfähigkeit zu verhelfen. Aber auch Personen mit einer Beeinträchtigung von Nerven und Muskelfunktionen profitieren von der Magnesiumeinnahme.

Eine ganz entscheidende Rolle scheint Magnesium in der Prophylaxe bei Schlaganfällen zu spielen. Dies belegt eine Studie der Forscher der amerikanischen Universität Minnesota. Hier wurde festgestellt, dass bei einem hohen Magnesiumspiegel das Risiko für einen Schlaganfall um 25 % reduziert war.

Die tägliche Magnesiumzufuhr sollte bei Erwachsenen zwischen 300 und 400 Milligramm liegen, doch die amerikanischen Forscher stellten fest, dass die durchschnittliche tägliche Einnahme deutlich darunter lag.

Eine zu hoch gewählte Dosierung lässt sich einfach am Stuhlverhalten beobachten. Da Magnesium in hoher Dosierung abführend wirken kann, sollte die Einnahmemenge reduziert oder auf mehrere täglichen Portionen verteilt werden, sobald man bemerkt, dass der Stuhl zu weich wird. Da zu viel aufgenommenes Magnesium wieder ausgeschieden wird, kommt es bei gesunden Menschen eher nicht zu einer Überdosierung. Vorsicht ist allerdings geboten bei Nierenpatienten, wie bereits erwähnt.

Bei verschiedenen Faktoren wie z. B. Herzerkrankungen, häufigem Schwitzen, Leistungssport, zu hohem Alkoholkonsum, regelmäßigem Verzehr von Abführmitteln, lang andauerndem Durchfall, Darmerkrankungen und der Einnahme von Medikamenten wie Amphotericin B, orale Verhütungsmittel, Abführmittel, Diuretika und Aminoglykoside kann sich der Magnesiumbedarf erhöhen bzw. ein Magnesiummangel entwickeln. Wird der erhöhte Magnesiumbedarf nicht berücksichtigt, können sich diverse Beschwerden entwickeln.

Wenn eine Unterversorgung mit Magnesium vorliegt, zeigt sich dies durch unterschiedliche Symptome wie Muskel- und Wadenkrämpfe, Schwindel, Kopfschmerzen, Herzbeschwerden wie

Herzrasen und -krämpfe, Nervosität und Probleme im Magen-Darm-Bereich wie Übelkeit, Durchfall, Erbrechen und Bauchkrämpfe.

Um den täglichen Magnesiumbedarf abzudecken, kann man mit gezielter Ernährung viel erreichen. Lebensmittel mit überdurchschnittlicher Menge (mehr als 100 mg Magnesium pro 100 g) sind Vollkornprodukte, Kleie, grünes Gemüse, Nüsse, Bohnen, Erbsen, Sesamsamen, Sonnenblumenkerne und Haferflocken.

Auch Schüsslersalze sind eine hervorragende Möglichkeit, den Körper mit ausreichend Magnesium zu versorgen. Bei Krämpfen wie z. B. Waden-krämpfen, Darmkoliken und festsitzenden Blähungen ist die sogenannte „Heiße 7“ ein ideales Mittel, um die Beschwerden zu lindern. Hierzu werden ca. 10 Tabletten der Schüssler Salze Nr. 7 in Wasser aufgelöst und anschließend in kleinen Schlucken getrunken.

Wenn Magnesium als Nahrungsergänzungsmittel zugeführt wird, sollte unbedingt darauf geachtet werden, dass es sich nicht ungünstig auf die Darmflora auswirkt und diese basisch werden lässt. Präparate auf Citrat-basis sind zu empfehlen.

Mariendistel

Die Mariendistel wird auch als Silymarin bezeichnet und gilt als eine der wichtigsten pflanzlichen Substanzen, um die Leber zu unterstützen. Dabei wird die Leber vor schädlichen Toxinen geschützt und die Regeneration der Leberzellen angeregt.

Die Wirkung der Mariendistel wird auch in der Schulmedizin geschätzt, indem bei akuten Knollenblätterpilzvergiftungen Mariendistel in hohen Dosierungen verabreicht wird.

Bei chronischen Vergiftungen ist eine regelmäßige und längerfristige Einnahme von 200 mg bis 400 mg empfehlenswert, um die Leber in ihrer Entgiftungsfunktion zu unterstützen. Die Mariendistel führt neben der allgemeinen Verbesserung der Entgiftungsleistung der Leber außerdem zu einer Steigerung des Glutathionlevels in den Zellen.

Omega 3- und Omega 6-Fettsäuren

Laut Dr. Klinghardt gehören diese Fettsäuren bei einer Schwermetallvergiftung unbedingt zum Behandlungskonzept, wie er auch in einem seiner Vorträge in Zürich erklärte: „Bei der Heilung von schwermetallgeschädigten Patienten ist die Berücksichtigung der Öle der wichtigste diätetische Punkt. Wichtiger als alles andere, ob ihr nun Vegetarier seid oder was anders, kein Punkt ist so wichtig wie die Öle."

Ungesättigte Fettsäuren sind besonders bei einer Belastung mit Quecksilber wichtig. Dies gilt noch mehr, wenn das Gehirn von der Vergiftung betroffen ist, denn die Gehirnleistung kann durch diese hochwertigen Fettsäuren deutlich verbessert werden. Auch zur Reparatur zerstörter Zellstrukturen im Nervensystem kann man Omega 3- und Omega 6-Fettsäuren erfolgreich einsetzen.

Omega 3-Fettsäuren sind am Aufbau der durchlässigen Zellmembranen beteiligt, die für die Nährstoffversorgung sowie das Ausleiten von Schadstoffen aus den Zellen heraus wichtig sind. Außerdem wirken Omega 3-Fettsäuren immunregulierend und entzündungshemmend.

Bei der Wahl des richtigen Öls ist eine ausgewogene Balance zwischen Omega 3 und Omega 6 wichtig, weil bei einer zu hohen Omega 3 Einnahme das Omega 6 in seiner Funktion unterdrückt wird.

Da Omega 3 in Leinöl enthalten ist und Omega 6 in Sonnenblumenöl, hat sich das Mischen dieser beiden Ölsorten bewährt, und zwar im Verhältnis von 1 (Leinöl) zu 4 (Sonnenblumenöl). In dieser Form wird es beispielsweise von Dr. med. Dietrich Klinghardt empfohlen. Wem das Mischen der Öle zu aufwendig ist, kann entsprechende Präparate mit einem ausgewogenen Verhältnis der beiden Omega-Fettsäuren bei Anbietern von Nahrungsergänzungsmitteln erwerben.

Durch einen ausgewogenen Verzehr von bestimmten Fischsorten wie u. a. Makrele, Heilbutt und Lachs kann ein Teil des Bedarfs an ungesättigten Fettsäuren gedeckt werden. Da jedoch aufgrund der Umweltbelastungen heutzutage viele Fische quecksilberbelastet sind, muss auf die Herkunft der Fische geachtet werden, was nicht immer einfach ist.

Q10 – der Energielieferant

Das Co-Enzym Q10 wird auch als Ubichinon bezeichnet. Es wurde erst 1957 an der Universität Wisconsin (USA) entdeckt und hat seine heutige Bekanntheit eigentlich erst innerhalb der letzten 15 Jahre erlangt.

Der menschliche Körper ist in der Lage, Q10 selbst zu produzieren. Hierfür wird allerdings eine ausreichende Menge an bestimmten Vitalstoffen benötigt wie den Vitaminen B6, B12, C, Folsäure und Pantothensäure. Q10 hat eine ähnliche Struktur wie Vitamin E und ist ebenfalls fettlöslich.

Man kann Q10 über die Nahrung zu sich nehmen, indem man Öle wie Rapsöl, Sojaöl und Sesamöl oder Nüsse verzehrt. Auch tierische Nahrungs-mittel wie Fleisch und fetthaltige Fischsorten sind in der Regel sehr Q10-haltig. Sie sind hier den pflanzlichen Lebensmitteln deutlich überleben. Die durchschnittliche tägliche Q10-Menge, die über die Nahrung erzielt wird, liegt bei 5–10 mg.

Durch die Fähigkeit des Körpers, Q10 selbst zu produzieren, und über eine ausgewogene Ernährung wird bei gesunden Menschen der tägliche Bedarf meistens gedeckt. Dennoch gibt es Personen, für die der Einsatz von Q10-Präparaten angezeigt ist. Zu diesen gehören vor allem diejenigen mit einer Schwermetallvergiftung, weil durch die toxische Belastung ein erhöhter Q10-Verbrauch besteht.

Mit zunehmendem Alter lässt die körpereigene Q10-Produktion stark nach, sodass auch ältere Menschen von Q10-Präparaten sehr profitieren. Aber auch stressbelastete Personen benötigen meistens zusätzliche Präparate, um den erhöhten Bedarf abdecken zu können.

Q10 ist prinzipiell in allen Körperzellen vorhanden, aber in Zellen mit einem hohen Energieumsatz wie Herz, Leber, Bauchspeicheldrüse und Nieren findet man besonders hohe Konzentrationen. Auch bei diversen Erkrankungen wie Herzerkrankungen und Parkinson wird Q10 erfolgreich eingesetzt, um die Beschwerden zu lindern.

Q10 wird oft auch als Energielieferant bezeichnet, weil es intensiv an der Energiegewinnung der Zellen beteiligt ist. Besonders in

Zellen mit hohem Energieumsatz ist Q10 vorhanden, Q10 wird aufgrund seiner energieliefernden Eigenschaften sehr erfolgreich bei chronischer Erschöpfung eingesetzt.

So wird bei den meisten Patienten mit chronischer Müdigkeit eine deutliche Symptomverbesserung erreicht, wenn eine tägliche Einnahme von 100 mg Q10 verordnet wird. Aber auch bei einer täglichen Gabe von nur 60 mg konnten bei einer Studie der amerikanischen Universität Iowa bei 69 % der Teilnehmer deutliche Verbesserungen der Erschöpfungssymptome erreicht werden. Dies wird darauf zurückgeführt, dass Q10 ein wichtiger Vitalstoff für die mitochondriale Energiebereitstellung darstellt.

Sauna und Schwitzen

Wenn unsere Körpertemperatur ansteigt, kommen wir in der Regel schnell ins Schwitzen. Diese Körperregulation fungiert hauptsächlich als ein natürliches Kühlsystem, damit der Organismus nicht überhitzt. Als erfreulicher Nebeneffekt werden durch die hierbei geöffneten Hautporen Schadstoffe über die Haut ausgeschieden.

Die Sauna ist eine hervorragende Methode, um den Körper ordentlich zum Schwitzen zu bringen und somit sehr hilfreich, um die Entgiftung zu unterstützen. Um die verloren gegangene Flüssigkeit zu ersetzen, ist für eine ausreichende Trinkmenge und einen Ausgleich von Mineralien zu sorgen.

Aufgrund eines anderen Wirkmechanismus werden bei einem Saunagang nicht in dem Maße Schwermetalle ausgeleitet wie bei einer Infrarotkabine.

Ernährung

Eine Entgiftung kann durch die Ernährung effektiv unterstützt werden. Allen voran gilt dies für basische Lebensmittel. Im Umkehrschluss bedeutet dies, dass auf Nahrungsmittel, die im Körper für ein übersäuertes Milieu sorgen, verzichtet werden sollte wie insbesondere auf Kaffee, Zucker, Weißmehl, Softdrinks, Alkohol und Fleisch.

Eine optimale Ernährung schließt auch ein, Nahrungsmittel zu vermeiden, auf die man allergisch reagiert. Dabei geht es nur am Rande um Lebensmittel, die klassische Allergien hervorrufen. Stattdessen sind häufig Nahrungsmittelunverträglichkeiten relevant wie Histamin-, Fructose-, Gluten- und Laktose-Intoleranz sowie weitere Intoleranzen auf einzelne Lebensmittel.

Nahrungsmittelunverträglichkeiten

Bei vielen Patienten mit einer Schwermetallvergiftung sind Unverträglichkeiten auf Nahrungsmittel anzutreffen.

Umweltmediziner gehen davon aus, dass zwischen Schadstoffbelastungen und Nahrungsmittelunverträglichkeiten enge Zusammenhänge bestehen. Für eine erfolgreiche Ausleitungstherapie ist es zwingend erforderlich, die unverträglichen Nahrungsmittel zu identifizieren und anschließend einen längeren Zeitraum zu meiden. So werden das Immunsystem und der Verdauungstrakt entlastet.

Symptome, die durch Nahrungsmittelintoleranzen ausgelöst werden, zeigen sich bei jedem Betroffenen anders und reichen von Juckreiz, Schweißausbrüchen, Blähungen und Koliken bis hin zu Ekzemen, Atemnot und Schlafstörungen. Im Unterschied zu klassischen Allergien treten die Beschwerden zeitlich verzögert nach dem Verzehr bestimmter Lebensmittel auf.

So lange dem Körper die unverträglichen Lebensmittel zugeführt werden, kommt er nicht zur Ruhe. Denn durch die unvollständige Verdauung entstehen belastende Stoffwechselprodukte, die über die Entgiftungsorgane zusätzlich entsorgt werden müssen. Außerdem wird das Immunsystem ständig überstrapaziert, da

sich dieses als Antwort auf unverträgliche Nahrungsbestandteile immer in Alarmbereitschaft befindet.
Dabei ist die Menge der symptomauslösenden Nahrungsmittel individuell unterschiedlich. Bei einer Person kann schon ein Stückchen Schokolade zu Beschwerden führen, bei dem anderen Betroffenen reagiert der Körper erst nach dem Verzehr von zwei ganzen Riegeln.

Während der eine von einer Histaminintoleranz betroffen ist, verträgt der andere keine fructosehaltigen Lebensmittel. Bei sehr stark betroffenen Personen kann sich die Auswahl der verträglichen Nahrungsmittel sogar so enorm eingrenzen, dass sie alle bekannten Nahrungsmittelintoleranzen aufweisen wie Histamin-, Gluten-, Fructose- und Laktoseintoleranz.

Außerdem kommen dann häufig noch Nahrungsmittelunverträglichkeiten hinzu, die mittels eines IgG-Tests aufgedeckt werden. Die Testverfahren für Nahrungsmittelintoleranzen sind ganz andere als diejenigen, die bei klassischen Allergien durchgeführt werden. Das hat zur Folge, dass Nahrungsmittelunverträglichkeiten in der Regel von Allergologen nicht diagnostiziert werden. Sie wenden lediglich die Testverfahren an, die eine klassische Allergie anhand eines IgE-Tests diagnostizieren.

Ein großes Problem besteht darin, dass vielen Menschen gar nicht bewusst ist, dass sie von Nahrungsmittelintoleranzen betroffen sein könnten. Dies hängt auch damit zusammen, dass sie sich an die Symptome gewöhnt haben und diese als den Normalzustand betrachten.

Aber ist es tatsächlich normal, dass man häufig von Blähungen, Darmkoliken, Durchfall oder chronischer Verstopfung betroffen ist? Auch ein Reizdarm ist häufig nichts anderes als eine nicht erkannte Nahrungsmittelintoleranz und hat viel seltener mit der Psyche zu tun als es allgemein dargestellt wird.

Wenn Sie tatsächlich unter Verdauungsproblemen leiden, sollten Sie über dieses Thema unbedingt nachdenken.

Achten Sie bei Ihrer Ernährung außerdem auf folgende Aspekte:

1. Vermeiden Sie raffinierten Zucker, da er nicht nur zu einer Vielzahl von gesundheitlichen Problemen führt, sondern außerdem auch ein Vitaminräuber ist.

2. Vermeiden Sie Lebensmittel mit chemischen Zusatzstoffen. Insbesondere E-Nummern sollten gemieden werden, da diese häufig auf Schimmelpilzbasis hergestellt werden.

3. Verzichten Sie auf Lebensmittel, die Glutamat enthalten. Dieses wird nicht nur in den meisten Chinesischen Restaurants verwendet, sondern auch in sehr vielen Fertigprodukten, insbesondere in Fertigsaucen. In Tierversuchen konnte ein Zusammenhang zwischen Glutamat und Fettleibigkeit festgestellt werden. Außerdem ist es bekannt dafür, dass es neurotoxisch wirkt und die Krebsentstehung fördern kann.

4. Ernähren Sie sich hauptsächlich von frischem Obst und Gemüse. Wenn Ihr Darm in der Lage ist, Rohkost zu verdauen, sollten Sie diese aufgrund wertvoller Enzyme in Ihre Ernährung integrieren.

5. Achten Sie darauf, dass Sie Transfette vermeiden, weil der Körper diese industriell gehärteten Fette nur schwer verarbeiten kann. Diese sind überwiegend in frittierter Ware enthalten, aber auch in Fastfood, Margarine und Fertigprodukten.

Tipps für Ihre erfolgreiche Entgiftung

- Geduld ist einer der wichtigsten Ratgeber überhaupt, denn der Weg einer Entgiftung geht weder schnell, noch geradeaus. Seien Sie sich bewusst darüber, dass es immer mal zu Rückschlägen kommen kann.

- **Auch wenn Sie verständlicherweise am liebsten so schnell wie möglich Ihre Schadstoffe los werden möchten, übertreiben Sie es dennoch nicht mit der Einnahme von entgiftenden Präparaten.** Dies gilt insbesondere für Mittel, die Schadstoffe mobilisieren und diese aus den Depots lösen. Wenn die Ausscheidungsorgane mit zu vielen gelösten Schadstoffen überfrachtet werden, kommt es zu einer Überlastung, infolgedessen keine ausreichende Ausscheidung erfolgen kann. Es kommt zu einer erneuten Einlagerung. Dies ist auch der Fall, wenn die mobilisierten Schadstoffe nicht gebunden werden, weil diese gar nicht oder in zu geringer Menge eingenommen werden wie beispielsweise Chlorellaalgen, Zeolith oder medizinische Kohle.

- Wer trotz der bekannten Risiken meint, die Entgiftung schneller vorantreiben zu wollen, sollte sich darüber bewusst sein, dass der Körper mit starken Nebenwirkungen reagieren kann.

- Um das individuell richtige Therapiekonzept herauszufinden, ist es häufig zu Beginn einer Entgiftungstherapie erforderlich, nach „Versuch und Irrtum“ vorzugehen. Sind z. B. die Nebenwirkungen des einen Mittels zu stark, so muss auf ein verträglicheres oder eine niedrigere Dosierung gewechselt werden.

- Das Ausmaß einer Schadstoffbelastung sowie die Ausscheidungskapazität sind immer eine sehr individuelle Angelegenheit. Während ein Verfahren bei dem einen Patienten wahre Wunder vollbringt, führt es bei einem anderen Patienten womöglich zu starken Nebenwirkungen. So kann beispielsweise für den einen Patienten eine Dosierung von 6 täglichen Chlorellaalgen bereits viel zu hoch sein, während für den anderen 40 Algen gerade richtig sind.

- Bei einer starken Vergiftung und bei sensiblen Menschen ist immer besondere Vorsicht geboten. Hier sollte man lieber zu vorsichtig sein als zu übermütig und besonders zu Beginn der Entgiftungstherapie mit geringen Dosierungen starten. Bei Vegetariern hat sich häufig die halbe Dosierung der sonst üblichen Mengen als die richtige gezeigt.

- Auch eine adäquat gewählte Dosierung kann zu Entgiftungsreaktionen führen. Häufig treten diese an den ohnehin schon bekannten Schwachstellen des Körpers auf, sodass in dieser Phase beispielsweise bereits bekannte Symptome wie Müdigkeit, Gelenkschmerzen, Hautausschläge, Kopfschmerzen oder Verdauungsprobleme auftreten.

- Die körperlichen Reaktionen während der Entgiftungstherapien sind äußerst vielseitig und individuell. Während sich einige Patienten direkt nach der Verabreichung von Chelatbildnern wie neugeboren fühlen und in den ersten Tagen kaum wissen, wohin mit ihrer plötzlichen Energie, so reagieren andere Patienten völlig gegenteilig. Bei ihnen können sich die bereits vorhandenen Symptome zwischenzeitlich verstärken oder neue hinzukommen, bevor dann schließlich nach einigen Wochen eine Verbesserung eintritt.

- *Sollten Sie eine Diät zur Gewichtsreduktion in Erwägung ziehen, so denken Sie daran, dass durch die Reduzierung des Fettgewebes Schadstoffe freigesetzt werden und in Ihrem Körper kursieren. Dies kann zu unerwünschten körperlichen Reaktionen führen, deren Gefährlichkeit nicht unterschätzt werden sollte.*

Die Entgiftungsorgane

Für eine erfolgreiche Entgiftung spielen die Ausscheidungsorgane eine ganz zentrale Rolle. Sie sind es, die meistens schon seit Jahren unter der Schadstoffbelastung leiden und arg strapaziert werden. Aber sie machen sich trotz ihrer zu leistenden Schwerstarbeit kaum bemerkbar. Besonders auf die Leber trifft dies zu, da sie sich nie mit Schmerzen äußert. Auch die anderen Entgiftungsorgane melden sich erst zu Wort, wenn meist schon gravierende Schäden vorliegen. Dabei schränken die Organe ihre Entgiftungsleistung schon längst vorher ein.

Wenn eine Entgiftungstherapie erfolgt, bedeutet dies für die Entgiftungsorgane immer eine besondere Herausforderung. Das gilt für die Nieren gleichermaßen wie für die Leber. Aber auch am Darm und der Haut geht dies nicht spurlos vorüber, was sich durch verschiedene Symptome (z. B. Ekzeme und Nahrungsmittelunverträglichkeiten) zeigt.

Werden bei der Entgiftung mehr Schadstoffe gelöst als ausgeschieden werden können, kommt es zu einer Überlastung der Entgiftungsorgane. Außerdem kommt es zu einer Verschiebung der mobilisierten, aber nicht ausgeleiteten Schadstoffe in andere Depots. **Verschiebungen ins Gehirn und ins Nervensystem werden aufgrund der hiermit einhergehenden Gefahren besonders gefürchtet.**

Schon bevor mit der eigentlichen Entgiftungstherapie begonnen wird, sollte eine Unterstützung der Entgiftungsorgane erfolgen. Dies beinhaltet auch eine Beseitigung einer Ausscheidungsblockade. Möglich wird dies durch entsprechende Präparate (z. B. Mariendistel für die Leber) sowie durch physikalische Maßnahmen wie u. a. Massagen, Sitzungen in Infrarotkabinen, Akupunktur und Bewegung.

Die Nieren

Täglich wird das Blut ca. 300-mal gefiltert und der Organismus damit gereinigt. Über den Urin werden schließlich die wasserlöslichen Schadstoffe ausgeschieden. Je dunkler der Urin ist, umso mehr Schadstoffe enthält er. Ohne diese Aktivität der Nieren kann der Mensch nicht überleben oder ist auf eine blutreinigende Dialyse angewiesen. Dies zeigt, welch großen Anteil die Nieren an der Gesamtentgiftung des Körpers innehaben.

Bei einer Entgiftungstherapie werden die Nieren besonders gefordert und benötigen daher eine intensive Unterstützung. Ausreichendes Trinken ist hier die wichtigste Maßnahme, die täglich aus ca. 2,5 Litern kohlensäurefreiem Mineralwasser bestehen sollte.

Auch bestimmte Teesorten sind sehr förderlich und regen die Nierentätigkeit an. Hierzu zählen Brennnessel, Löwenzahn, Schachtelhalm, Wacholderbeeren, Goldruten und Hafertee. Eine vermehrte Urinausscheidung wird durch Nahrungsmittel wie Spargel, Reis, Selleriesaft, Zwiebeln und Kresse erreicht.

Auch durch viel Wärme (Wärmflasche, Heizdecke) werden die Nieren aktiviert, Kälte hingegen mögen die Nieren überhaupt nicht.

Die Nieren sind besonders dann gefordert, wenn mit Chelatbildnern wie DMPS, DMSA und EDTA gearbeitet wird. Chelatbildner können unter Umständen zusammen mit den Schadstoffen so große Molekülkomplexe bilden, dass sie von den Nieren nicht ausgeschieden werden. Es geschieht nicht häufig, **aber es kann in Einzelfällen passieren,** dass die ohnehin schon geschwächten Nieren hierdurch überfordert werden und es zu **Nierenversagen** kommt.

Die Haut

Mit einer Größe von fast zwei Quadratmetern verfügt die Haut über eine so große Gesamtfläche, dass sie sich zur Entgiftung des Körpers eignet. Die Haut wird auch als „zweite Niere“ bezeichnet, weil sie in der Lage ist, innere Organe in ihrer Entgiftungsleistung zu entlasten.

Ohne jegliche Unterstützung findet täglich eine Verdunstung über unsere Haut statt, indem wir etwa 500 ml Flüssigkeit ganz unbemerkt ausscheiden. Bei sportlicher Aktivität, Saunagängen oder durch Infrarotwärme kann die Flüssigkeitsausscheidung bis zu zwei Liter pro Stunde betragen. Auch durch Massagen und Körperbürstungen kann als Folge der verbesserten Durchblutung mehr Flüssigkeit ausgeschieden werden.

Die Ausscheidung der Schadstoffe erfolgt über die Hautporen, indem sie abgestorbene Hautzellen, Körpergerüche und Schweiß ausscheiden. Dabei werden über die Schweiß- und Talgdrüsen verschiedene Säuren (Milchsäure, Harnsäure, Essigsäure) und Schwermetalle ausgeleitet.

Die Lunge

Dass über die Lunge Schadstoffe aufgenommen werden können, ist weithin bekannt und gefürchtet. Weniger bedacht wird jedoch die Tatsache, dass die Lunge auch einen wichtigen Beitrag zur Entgiftung leisten kann.

In der Lunge werden eingeatmete Fremdstoffe eingefangen und durch Flimmerhärchen zur Mundhöhle befördert. Durch Husten, Räuspern und Ausatmen werden die unerwünschten Substanzen dann aus dem Körper ausgeführt. Durch intensives Ausatmen, eine Atemtherapie oder lungen-gewebsreinigende Mittel wird die Ausscheidung über die Lunge noch effektiver. Damit die Schadstoffe auch über die Nase ausgeschieden werden können, sind intakte Nasenschleimhäute unabdingbar.

Um die Lunge nicht unnötig zu belasten, sollte man nicht nur auf das Rauchen verzichten, sondern auch auf eine gesunde Umgebungsluft achten.

Die Lymphe

Die Lymphe führt ein Schattendasein, obwohl sie von so großer Bedeutung ist, auch im Hinblick auf die Entgiftung.

Unser gesamter Körper wird durch dieses feingliedrige Drainagesystem durchzogen, das im Wesentlichen aus zirkulierendem Körperwasser besteht (abgeleitet aus dem griechischen Wort Lymphe = klares Wasser). Doch diese Flüssigkeit besteht nicht nur aus klarem Wasser, sondern aus Stoffwechselschlacken, Eiweiß, Gewebswasser und Substanzen, die aufgrund von Entzündungen entstehen.

Das Lymphsystem ist darüber hinaus auch ein wichtiges Element des Immunsystems. Denn die Lymphe bilden die Polizisten des Körpers in Form von weißen Blutkörperchen, die eindringende Krankheitserreger erkennen und unschädlich machen sollen.
Das Lymphsystem befördert aber auch Schad- und Schlackenstoffe, indem diese in die Blutbahn zurückgeleitet werden. Von dort aus gelangen sie zu den Nieren und zur Leber,

damit sie aus dem Körper ausgeschieden werden.

Die Lymphe fließt im Gegensatz zum Blut sehr langsam und kommt durch die Kontraktion der Muskeln in Bewegung. Jeder hat es schon mal erlebt: nach langem Sitzen oder Stehen waren die Beine angeschwollen und erst durch ausreichende Bewegung klang die Schwellung anschließend wieder ab. In diesem Fall hatte sich die Lymphe in den Beinen angestaut und konnte durch die Bewegung wieder abfließen.

Bewegung ist ein ganz wesentlicher Aspekt, um die Lymphe stetig im Fluss zu halten. Radfahren, Joggen, Walken, Schwimmen und auch Steppen sind ideale Maßnahmen, um das Lymphsystem in Schwung zu bringen.

Die Ernährung sollte vitaminreich und fettarm sein. Denn durch Fette wird noch mehr Fettgewebe produziert, was zu einer Behinderung des Lymphtransportes führen würde.

Auch mit Storchenschnabel und Steinklee kann die Lymphe aktiviert werden. Durch eine manuelle Lymphdrainage, die viele Masseure durchführen, wird die Motorik der Lymphgefäße angeregt, was zu einem verbesserten Lymphabfluss führt.

Die Leber

Die Leber hat durchschnittlich ein Gewicht von 1,5 Kilo und ist die größte Drüse des Menschen. In nur 24 Stunden – also jeden Tag – werden mehr als 600 Liter Blut von ihr filtriert. Bisher sind 600 Funktionen bekannt, die jede einzelne Leberzelle zu erfüllen hat. Man geht davon aus, dass die Anzahl der Funktionen sogar noch wesentlich höher ist.

Die Leber erhält durch das Pfortadersystem der Verdauungsorgane die aufgenommenen Nährstoffe, aber auch Schadstoffe und Erreger. Hierzu gehören auch Konservierungs- und Spritzmittel, Medikamente und chemische Lebensmittelzusätze wie Konservierungsstoffe, Aromen, Farb-stoffe, Trägerstoffe und vieles mehr.

Wenn es um Entgiftung geht, ist die Leber neben den Nieren das zentralste Stoffwechselorgan. Sie ist dafür zuständig, den Organismus vor schädlichen Substanzen zu schützen. Mit ihrer blutreinigenden Tätigkeit ist sie ein Schlüsselorgan unseres Körpers wie kein anderes und in ihrer Funktion noch lebenswichtiger als ihre Schwesterentgiftungsorgane, die Nieren. So ist sie den Nieren auch überlegen bei dem Abbau von Säuren. Die Leber baut pro Stunde so viele Säuren ab wie die Nieren am ganzen Tag. *Dachte man früher bei einer Leberbeeinträchtigung eher an einen zu hohen Alkoholkonsum, so sind es heute vielmehr die alltäglichen Lebensumstände einschließlich der Ernährung und Umweltschadstoffe, die der Leber das Leben schwer machen.*

Auch emotionale Belastungen können der Leber schwer zusetzen und sie in ihrer Aktivität stark einschränken. Wie kaum ein anderes Organ reagiert die Leber auf Stress, Angst, Groll, Wut, Ärger und psychische Belastungen. So kommen viele althergebrachte Lebensweisheiten nicht von ungefähr, wenn man sagt: „Ihm ist die Galle übergelaufen“, „Ihm ist eine Laus über die Leber gelaufen“, „Er hat einen galligen Gesichtsausdruck“ oder „Er spuckt Gift und Galle“.

Die Leber ist der Hauptsitz unserer Lebensenergie und Schaffenskraft. Kann sie ihre Funktionsfähigkeiten nicht vollständig entfalten, macht sich dies nicht durch körperliche Schmerzen bemerkbar, weil Lebergewebe selbst nicht schmerzt. Es sind in Extremfällen die Leberkapseln, die Schmerzen verursachen.

Eine beeinträchtigte Leber macht sich durch Müdigkeit, Erschöpfung, Magendrücken, Aufstoßen, häufige Übelkeit, Schmerzen in den Schulterblättern, Nahrungsmittelunverträglichkeiten, Leistungsabfall, Traurigkeit bis hin zu Depressionen bemerkbar. Und man sagt nicht ohne Grund: der Schmerz der Leber ist die Müdigkeit.

Ein weiterer Hinweis auf eine Leberstörung können Gallensteine sein. Eine geschwächte Leber produziert nicht nur weniger Gallensaft, sondern die Zusammensetzung dieses Saftes ist auch anders und er kristallisiert schneller, was wiederum die Bildung von Gallensteinen fördern kann. Somit ist es sinnvoll, bei Gallensteinen auch die Funktionsfähigkeit der Leber zu überprüfen. Dabei sollte berücksichtigt werden, dass per Ultraschall jedoch nicht alle tatsächlich vorhandenen Gallensteine sichtbar gemacht werden können.

Was Schulmediziner immer wieder sprachlos werden lässt, ist das Ergebnis von Leberreinigungen nach Dr. Hulda Clark. Denn mit dieser Methode ist es tatsächlich möglich, Gallensteine aus der Gallenblase herauszubekommen – ganz ohne Operation und mit Erhalt der Gallenblase. Wie dies funktioniert, erfahren Sie im nachfolgenden Kapitel „Leberreinigung nach Dr. Hulda Clark".

Bis sich deutliche leberbedingte Symptome zeigen, kann es lange dauern, weil diese erst in sehr fortgeschrittenen Stadien in Erscheinung treten. Dies wird darauf zurückgeführt, dass die Leber vieles kompensieren kann und in der Lage ist, sich zu einem großen Teil selbst zu regenerieren.

Wenn es zu Schmerzen kommt, entstehen diese häufiger aufgrund einer vergrößerten Leber, weil diese auf umliegende Organe drückt. Andere Schmerzen entstehen durch die Gallenblase, die besonders nach dem Verzehr bestimmter – meist fetthaltiger Mahlzeiten – zieht, piekt oder richtig schmerzt.

Erst wenn zwei Drittel ihres Gewebes zerstört ist, versagt die Leber ihren Dienst komplett. In der schulmedizinischen Diagnostik fehlen zuverlässige Möglichkeiten, um frühzeitige Einschränkungen der Leber festzustellen. Langfristig ist die Leberfunktionsstörung an dem sogenannten Gamma-GT-Wert zu erkennen, das ist ein Marker, der auf Zellschädigung und Zelluntergang hinweisen kann.

Da zu Beginn einer Leberbeeinträchtigung aber noch keine Zellschädigungen zu verzeichnen sind, sondern vielmehr nur Gries, Steine und Schleim die Leber-Gallen-Gänge überladen, greift dieses Diagnoseverfahren nicht für beginnende Leberschädigungen. Auch durch herkömmliche Blutwerte lässt sich eine bereits verschleimte und durch Abfall überladene und somit beeinträchtigte Leber nicht frühzeitig feststellen.

Die verfügbaren labordiagnostischen Parameter weisen erst dann auf eine Leberstörung hin, wenn eigentlich schon „Gefahr im Verzug" ist und ein dringender Handlungsbedarf besteht.

Als derzeit einziger bekannter Hinweis auf eine bereits geschwächte Leber gilt ein erhöhter Cholesterinwert oder Triglyzeride-Spiegel. Dies wird darauf zurückgeführt, dass eine träge Leber weniger Gallensaft produziert. Hierfür wird Cholesterin benötigt, denn es ist die Basissubstanz für die Bildung von Gallensaft. Wird jedoch weniger Cholesterin für die Gallensaftproduktion gebraucht, können sich die Cholesterinwerte im Blut erhöhen.

Während mit der Einnahme von cholesterinsenkenden Medikamenten zwar die Werte gesenkt werden können, führen sie gleichzeitig zu einer zusätzlichen Leberbelastung. Hingegen ist es mit leberentlastenden Präparaten möglich, nicht nur die Leber zu unterstützen, sondern gleichzeitig auch den Cholesterinwert wieder auf ein altersgemäßes Niveau zu senken.

In der Naturheilkunde gibt es mehrere Möglichkeiten, eine Leberschwäche zu identifizieren. Verschiedene Diagnostikmöglichkeiten wie beispielsweise Bioresonanz, Kinesiologie, ETA-Scan und Irisdiagnostik werden hierfür eingesetzt.

In der chinesischen Medizin (TCM) diagnostiziert man seit vielen tausend Jahren anhand der Zunge. Demnach weisen seitliche Zahnabdrücke auf der Zunge auf eine Leberbelastung hin. In chinesischen Kliniken wird auch heute noch die Zungendiagnostik als Basisdiagnoseverfahren verwendet. Und werden Zahnabdrücke festgestellt, bekommt der Patient sofort leberunterstützende Präparate.

Auch Lebersternchen können auf eine Leberschwäche hinweisen. Hierbei handelt es sich um Erweiterungen von Hautgefäßen bei Leberkranken. Sie sind als kleine rote Pünktchen überwiegend im Gesicht, am Hals, Kopf und Oberkörper sichtbar. Diese roten Male sind sternförmig angereiht und bestehen aus einer zentralen Arterie.

Von Relevanz ist auch, wie die Entgiftungskapazität der Leber ausgestattet ist. Dies kann anhand eines Bluttests, der Leber-Detoxtest genannt wird, festgestellt werden, indem die Leberaktivität in den Entgiftungsphasen 1 und 2 überprüft wird. Es kann eine genetische Disposition zugrunde liegen, bei der die erste oder zweite Phase gestört ist. Es kann aber auch die Abstimmung dieser beiden Phasen untereinander beeinträchtigt sein. Veränderungen im Genbereich der an beiden Entgiftungsphasen beteiligten Enzyme können zu einer mangelhaften Entgiftung führen.

Wenn es um die Entgiftungskapazität geht, wird auch die Glutathion-S-Transferase häufig herangezogen. Hierbei handelt es sich um ein Enzym, das eine wichtige Rolle bei der Entgiftung spielt. Besonders bei der Entgiftung von Schwermetallen wie Quecksilber, Blei, Cadmium und Palladium ist Glutathion eine der wichtigsten Substanzen, die der Körper zur Entgiftung benötigt.

Aber auch bei verschiedenen Krebserkrankungen, alkoholisch bedingter Leberzirrhose, Endometriose, cystischer Fibrose und Depressionen ist eine ausreichende Versorgung mit Glutathion relevant.

Leider ist viel zu unbekannt, dass Depressionen aufgrund von chronischen Vergiftungen entstehen können. Wird der aufgrund einer Vergiftung depressiv gewordene Patient entgiftet, verlieren sich in diesen Fällen die Depressionen von ganz allein – ohne Psychopharmaka und Psychotherapie! Psychopharmaka wären in diesen Fällen sogar kontraproduktiv, weil die ohnehin geschädigte und überlastete Leber mit weiteren Medikamenten überfrachtet würde.

Auch die eigenen, vom Körper produzierten Giftstoffe, die unter anderem durch die Verdauungsprozesse entstehen, muss die Leber verarbeiten und neutralisieren. Je mehr die Verdauungskraft des Körpers jedoch beeinträchtigt ist, umso mehr ist somit auch die Leber belastet. Verläuft die Verdauung nicht reibungslos, bilden sich besonders im Darm beispielsweise durch Gärungsprozesse und Fuselalkohole zusätzliche Giftstoffe, die die Leber ebenfalls entsorgen muss.

Eine zusätzliche Belastung für die Leber besteht außerdem durch das Leaky Gut Syndrom (LGS), weil durch den durchlässigen Darm weitere Giftstoffe in den Blutkreislauf gelangen und von der Leber verarbeitet werden müssen. Das Leaky Gut Syndrom kann sogar die Ursache für erhöhte Leberwerte sein, doch wird dies in der Praxis sehr häufig nicht bedacht. Bei einer Leaky Gut-Behandlung erfolgt daher auch immer eine Unterstützung der Leber. Diese sollte aus einer leberschonenden und leberaufbauenden Ernährung und leberunterstützenden Präparaten bestehen.

Hierzu gehören Mariendistel, Löwenzahn, Bitterstoffe oder die homöopathische TMS-Lösung in der Potenz D33 nach Müller-

Burzler, sowie physikalische Anwendungen wie Leberwickel. Wird dies konsequent durchgeführt, bessern sich die Symptome in vielen Fällen. Besonders Patienten mit lähmender Müdigkeit staunen oft über die schon nach kurzer Zeit aufkommende neue Lebensenergie.

Leberreinigung nach Dr. Hulda Clark

Da eine eingeschränkte Leberfunktion und Gallensteine den Entgiftungsprozess erschweren, kann die in diesem Kapitel vorgestellte Leberreinigung eine sinnvolle Maßnahme auf dem Weg zu mehr Gesundheit sein.

Die Leberreinigung ist eine bewährte Möglichkeit, sich von Gallensteinen und -gries zu befreien, ohne die Gallenblase operativ entfernen zu lassen. Für schulmedizinisch ausgerichtete Therapeuten ist dies immer noch eine unvorstellbare Möglichkeit, aber ich habe sie mittlerweile selbst schon zehn Mal durchgeführt und wahre Wunderwerke an Gallensteine hervorgebracht.

Diese Leberreinigung wird zwar nach Dr. Hulda Clark benannt, aber eigentlich ist sie nicht die Erfinderin, sondern vielmehr diejenige, die diese Therapievariante wieder in die Öffentlichkeit gebracht hat. Die Leberreinigung wurde schon vor mehreren Jahrhunderten durchgeführt, was auch darauf hindeutet, dass sie mit sehr einfachen Mitteln zu praktizieren ist.

Mit dieser Reinigung entfernt man nicht nur die Gallensteine, die sich gerade in der Gallenblase befinden, sondern man gibt den verbleibenden Gallensteinen, die sich noch in der Leber befinden, die Möglichkeit, nachzurutschen.

Frau Dr. Clark empfahl immer, vor der Leberreinigung eine Nierenreinigung durchzuführen, ob man es macht, muss jeder für sich entscheiden.

Die Leberreinigung sollte möglichst am Wochenende erfolgen. So kann man sich am nächsten Tag erholen.

Essen Sie zunächst ein fettfreies Frühstück und Mittagessen.

Hier eignen sich unter anderem Brot, gedünstetes Gemüse, Getreideflocken und Obstsaft. Durch die fettfreien Mahlzeiten kann sich Galle ansammeln, sodass ein Druck in der Leber aufgebaut wird. Je höher der erzeugte Druck ist, desto mehr Gallensteine können ausgeschieden werden.

Sie benötigen für die Reinigung:

Bittersalz	4 Esslöffel
Olivenöl	125 Milliliter
Grapefruit	Eine große oder zwei kleine, so dass diese 170 bis 190 Milliliter Saft ergeben
1 Strohhalm	

Die genaue Einhaltung der hier angegebenen Zeiten ist wichtig, um möglichst viele Gallensteine auszuscheiden. Weichen Sie nicht mehr als zehn Minuten von diesem Zeitplan ab.

14.00 Uhr

Essen und trinken Sie ab jetzt nichts mehr, denn sonst kann sich dies später durch Unwohlsein oder zu wenige ausgeschiedene Gallensteine äußern.

Vermischen Sie nun vier Esslöffel Bittersalz in insgesamt 800 Milliliter Wasser in einem Gefäß, das Sie anschließend im Kühlschrank abstellen, um einen besseren Geschmack zu erzeugen. Zur Geschmacksverbesserung kann direkt vor dem jeweiligen Verzehr ein Achtel Teelöffel Vitamin C hinzugefügt werden.

Diese Bittersalzlösung ergibt insgesamt vier Portionen, die zu den nachfolgenden Uhrzeiten getrunken werden.

18.00 Uhr

Trinken Sie jetzt eine Portion (200 Milliliter) der kalten Bittersalzlösung.

Richten Sie das Olivenöl-Grapefruit-Getränk her und stellen Sie es dann in den Kühlschrank. Geben Sie hierfür 125 ml Olivenöl in das ausreichend große Trinkglas.

Pressen Sie anschließend die Grapefruit aus und gießen Sie den Saft in den Messbecher. Hier sollten Sie mindestens 125 ml, aber besser noch 190 ml Saft erhalten. Das Fruchtfleisch entfernen Sie, bevor Sie den Saft in den Messbecher gießen.
Jetzt gießen Sie den ausgepressten Grapefruitsaft in das große Trinkglas, in dem bereits das abgemessene Olivenöl wartet.

Rühren Sie anschließend mit einem Milchschaumschläger diese Mischung wenige Minuten und verschließen das Trinkglas mit einer Frischhaltefolie. Nun ist es fertig und Sie können das Glas in den Kühlschrank stellen.

20.00 Uhr

Trinken Sie die nächste Bittersalzlösung (200 Milliliter).

Nehmen Sie anschließend das Olivenöl-Grapefruit-Getränk aus dem Kühlschrank, damit es sich auf Zimmertemperatur erwärmen kann.

21.45 Uhr

Jetzt machen Sie sich fertig für Ihr Bett. Putzen Sie Ihre Zähne, gehen Sie nochmals zur Toilette, und stellen Sie das Olivenöl-Grapefruit-Getränk neben Ihr Bett.

22.00 Uhr

Trinken Sie das Olivenöl-Grapefruit-Getränk mit einem dicken Strohhalm innerhalb von fünf Minuten im Stehen, und legen sich direkt danach ins Bett und zwar ganz flach auf den Rücken. Der Kopf ist etwas hochgelagert.
In den nächsten zwanzig Minuten sollten Sie sich möglichst nicht bewegen. Vielleicht spüren Sie, wie sich die Steine wie Murmeln durch die Gallengänge bewegen.

Je konsequenter das Trinken und Hinlegen geschieht, desto größer wird der Steinerfolg.

Es ist empfehlenswert, gleichzeitig mit dem Olivenöl-Grapefruit-Getränk ein schlafförderndes Präparat einzunehmen, um nicht eine der unangenehmsten Nächte seines Lebens zu erleben. Frau Dr. Clark empfahl hierfür vier Kapseln Ornithin. Wer eine Histaminintoleranz hat, wird diese aber wahrscheinlich nicht vertragen und sollte andere Präparate wählen.

Am nächsten Morgen (nicht vor 6 Uhr):

Trinken Sie nach dem Aufwachen die dritte Portion Bittersalz. Warten Sie mit dem Verzehr, wenn Sie Übelkeit oder eine Magenverstimmung verspüren. Wenn Sie möchten, legen Sie sich wieder ins Bett und schlafen noch zwei Stunden.

Zwei Stunden später:

Jetzt trinken Sie die vierte und damit letzte Portion Bittersalz. Auch nach diesem Getränk dürfen Sie weiterschlafen.

Nach weiteren zwei Stunden:

Sie können jetzt endlich etwas essen. Beginnen Sie mit Obst oder Gemüsesaft. Eine halbe Stunde später können Sie Obst essen, und eine weitere Stunde später können Sie eine leichte fettfreie Mahlzeit essen.

Spätestens nach dem Trinken der vierten Bittersalzlösung wird Durchfall auftreten. Mit Hilfe einer Taschenlampe können Sie sich auf die Suche nach den Gallensteinen begeben. Dabei kommen braune und grüne Steine zum Vorschein und auch immer sehr viel Gries. Auch der Gries ist nicht zu unterschätzen. Denn würde dieser nicht aus der Galle bzw. Leber entfernt, könnten sich hieraus Gallensteine bilden.

Da der Darm mithilfe des Bittersalzes gereinigt wurde, können Sie ziemlich sicher sein, dass die ausgeschiedenen Resultate während des Durchfalls keine Verdauungsreste, sondern tatsächlich die Gallensteine sind.

Es ist ziemlich normal, wenn man morgens noch schwach auf den Beinen ist. Bis zum Abend fühlt man sich aber meistens wieder ganz normal.

Im Laufe der nächsten Tage und Wochen werden nun weitere Gallensteine aus dem hinteren Teil der Leber nach vorne wandern. Je nach Beschwerdebild ist es sinnvoll, diese Leberreinigung in regelmäßigen Abständen von etwa 4 Wochen durchzuführen. Kommen dann irgendwann nach einer Reinigung kaum noch Steine zum Vorschein, kann die Reinigung zweimal jährlich durchgeführt werden.

Der Darm

„Der Tod sitzt im Darm“ – ein altes Sprichwort, das auf Paracelsus zurückgeführt wird, ist heute aktueller denn je ist. Für Personen mit einer Schwermetallbelastung trifft dies ganz besonders zu, denn durch die vorhandenen Schadstoffe ist der Darm bei diesen Patienten meist stark in Mitleidenschaft gezogen.

Dennoch wird in dem Darm lediglich das Organ gesehen, das als Transport- und Ausscheidungsorgan fungiert und nur den Nahrungsbrei vom Magen bis zum Darmausgang befördert. Dabei spielt der Darm eine so bedeutende Rolle bei der Gesunderhaltung eines Menschen! Denn ist der Darm krank – ist der ganze Mensch krank.

Der Darm lässt sich mit den Wurzeln einer Pflanze vergleichen. Steht ein Baum auf schlechtem Boden und kann er über seine Wurzeln nicht die erforderlichen Nährstoffe aufnehmen, kümmert er vor sich hin und seine Blätter fallen ab. Genauso gut muss sich auch die „Pflanze Mensch“ mit Nährstoffen versorgen und über gesunde Wurzeln die nötigen Energien aufnehmen.

Was die Wurzeln für den Baum sind – das ist der Darm für der Mensch. Wird der menschliche Organismus über den Darm nicht ausreichend mit Nährstoffen versorgt, kann das sehr gravierende Auswirkungen auf die Gesundheit haben.

Ist der Darm geschädigt und kann seine Aufgaben nicht vollständig ausführen, leidet der gesamte menschliche Organismus unter diesem Zustand. Der Verdauungsapparat ist ein wichtiger Indikator für die Gesundheit eines Menschen.

Ist der Darm intakt, fühlt sich der Mensch meistens wohl. Ist der Darm hingegen erkrankt, erschlafft, entzündet, mit Candida überwuchert, von einer Dysbiose oder durchlässigen Darmschleimhaut betroffen, äußert sich das durch Unwohlsein, Kränkeln und sich einfach nicht gesund fühlen.

Dabei wird irrtümlicherweise nicht immer die Ursache im Darm gesucht, besonders wenn sich die Symptome in ganz anderen Körperregionen bemerkbar machen wie beispielsweise durch Juckreiz, Haarausfall und Müdigkeit.

Einflüsse wirken sich besonders auf die Darmschleimhaut aus, auf den Zustand anderer Schleimhäute des Organismus sowie auf die Haut. Sie kennen vielleicht die Aussage: „Die Haut ist der Spiegel des Darms“. So haben Hauterkrankungen wie Akne, Neurodermitis und Schuppenflechte sehr häufig ihre Ursache in einer gestörten Darmflora. Ganzheitlich arbeitende Mediziner und Kliniken therapieren diese Erkrankungen daher an der Wurzel, indem sie als Basistherapie eine Darmsanierung ins Behandlungskonzept einbeziehen.

Der Darm ist das größte Immunsystem des Körpers. Über 80 % der Abwehrzellen sind im Darm tätig, was im Umkehrschluss bedeutet, dass bei einer defekten Darmflora eine starke Beeinträchtigung des Immunsystems vorliegt. Die Abwehrzellen des Darms sind meistens die ersten ihrer Art, die mit Fremdstoffen aus der Umwelt in Kontakt kommen. Der Dünndarm verfügt über drei Abwehrbarrieren, die aus Dünndarmschleimhaut, Schleim auf der Schleimhaut und Bakterienflora auf der Schleimhaut bestehen.

Die darmassoziierten Abwehrzellen werden erst langsam nach der Geburt aufgebaut. Bis zum Ende des ersten Lebensjahres verfügen Babys noch nicht über Enzyme, die für die Verdauung von tierischen Eiweißen und Fetten erforderlich sind. Wenn im ersten Lebensjahr trotzdem schon Nahrungsmittel mit diesen Bestandteilen zugeführt werden, kann es schnell zu Fäulnis und Gärung im Darm kommen. Ein Aufbau der gesunden Darmflora wird dadurch erschwert.

Und eben diese intakte Darmflora ist so immens wichtig für die gesamte Gesundheit. Aber aufgrund der im Darm vorhandenen Schadstoffe (meistens Schwermetalle) ist sie bei den meisten schwermetallgeschädigten Patienten stark geschädigt. So ist sehr oft der Candida-Hefepilz anzutreffen und eine Darmflora, die völlig aus dem Gleichgewicht geraten ist. Dabei fehlen häufig die wichtigsten Milchsäurebakterien wie Laktobazillen und Bifidobakterien. Durch das ungesunde Darmmilieu kann die Nahrung nicht vollständig verdaut werden, sodass es schnell zu Fäulnis und Gärung kommt. Wer Blähungen hat, weiß ein Lied davon zu singen, wie unangenehm regelmäßige Gärungsprozesse im Darm sein können.

Je länger dieses krankhafte Darmmilieu vorliegt und unbehandelt bleibt, desto weiter eskaliert erfahrungsgemäß die Situation.

Die unterhalb der Darmbakterien liegende Darmschleimhaut wird durchlässig, sodass unverdaute Nahrungsbestandteile in die Blutbahn geraten. *Das Leaky Gut Syndrom* (der durchlässige Darm) ist damit geschaffen und sorgt für viele Nahrungsmittelintoleranzen. Wird der Darm immer noch nicht richtig saniert, nehmen diese Unverträglichkeiten immer weiter zu, bis irgendwann kaum noch Lebensmittel vertragen werden und der Patient völlig verzweifelt.

Durch den Verzehr von unverträglichen Nahrungsmitteln wird die Darmflora immer noch stärker in Mitleidenschaft gezogen. Denn durch die nicht verträglichen Lebensmittel entstehen häufig Blähungen mit Fuselalkoholen und Fäulnisbakterien, die die „guten Darmbakterien“ verdrängen können. Die hierdurch entstehenden schädlichen Substanzen führen zu einer unnötigen Belastung der Entgiftungsorgane, was besonders bei Personen mit einer Schadstoffbelastung vermieden werden sollte.

Wofür ist eine intakte Darmflora gut?

Eine Darmflorastörung liegt meistens im Dünndarm vor, dort wo Milchsäurebakterien zu Hause sind. Die Dünndarmflora setzt sich überwiegend aus den sogenannten Leitkeimen (Laktobakterien) Bifidobakterien und Laktobacillus zusammen. Sie sind nicht nur zahlenmäßig in der Mehrheit, sondern sind auch aufgrund ihrer besonderen Funktion im Darm von großer Bedeutung.

Sie unterstützen die Verdauung, indem sie die Darmtätigkeit und Darmbewegungen anregen, was zu einer besseren Assimilation der Nährstoffe führt. Davon profitiert auch die Darmschleimhaut, da sie wesentlich besser mit Nährstoffen versorgt wird.

Außerdem produziert die Darmflora Vitamin B12, essentielle Fettsäuren und Verdauungsenzyme. Diese Enzyme sind nicht nur für die reibungslosen Verdauungsabläufe erforderlich, sondern sie sind auch in der Lage, die Fäulnisbakterien in die Schranken zu weisen.

Somit sind Bifidobakterien und Laktobacillus die wichtigsten Gegenspieler der Kolibakterien und sorgen dafür, dass die Darmflora im Gleichgewicht bleibt. Ist die Bakterienflora des Darms in einem gesunden Zustand, spricht man von einer Eubiose. Als ideal gilt ein Verhältnis von 85 % darmfreundliche Bakterien und 15 % Fäulnisbakterien.

Auch im Dickdarm kann eine Fehlbesiedelung vorliegen, was allerdings von Therapeuten nicht immer berücksichtigt wird. Die Flora des Dickdarms besteht aus 10 verschiedenen Bakterienstämmen wie den Bakterien Koli, proteus und faecalis.

Die Darmflora gilt dann als gestört, wenn die Hauptbakteriengruppen vermindert sind und die körperfremden Bakterienarten überhandgenommen haben. Diese schädlichen Kolibakterien bilden während ihres Fäulnisstoffwechsels zahlreiche Giftstoffe wie z. B. die Eiweiß-Zersetzungsprodukte Indikan und Skatol. Sind diese im Darm vorhanden, gelten sie als deutliche Hinweise auf eine Dysbakterie und Mykosen. Für einen durchschlagenden Erfolg ist es maßgeblich, dass auch die unterhalb der Darmflora angesiedelte Darmschleimhaut therapiert wird.

Meistens fehlen nämlich nicht nur die guten Darmbakterien, sondern die Darmschleimhaut ist durchlässig, was als Leaky Gut Syndrom bezeichnet wird. Wird dies nicht in die Therapie eingeschlossen, kann es sehr mühsam sein, die Nahrungsmittelunverträglichkeiten und die gesamte Darmflora erfolgreich zu behandeln.

Wie können Sie Ihren Darm sanieren?

Den Zustand der Darmflora kann anhand einer Stuhlprobe in darauf spezialisierten Laboren untersuchen werden. Wird hierdurch festgestellt, dass im Darm zu wenige gesundheitsfördernde Bakterien vorhanden sind (z. B. Laktobazillen und Bifido) und schädliche Darmbewohner wie z. B. Fäulnisbakterien, Candida und Parasiten überhandgenommen haben, ist die Zuführung entsprechender Bakterien wichtig.

Durch die Ansiedelung dieser nützlichen Bakterien wird der

Darm zur Gesundung geführt. Denn diese sorgen für die Immunabwehr und bilden eine natürliche Schranke gegen die Ansiedelung und Vermehrung von unerwünschten Mikroorganismen wie beispielsweise Hefepilzen. Da jeder Bakterienstamm eigene Aufgaben im Darm übernimmt, ist es wichtig, dass möglichst viele verschiedene gesunde Keime vorhanden sind.

Sie alle leben in einer gut aufeinander abgestimmten Symbiose und bilden die Voraussetzung für eine umfassende Gesundheit.

Ist die Darmflora ins Ungleichgewicht (Dysbiose) gerutscht, ist es wichtig, ein ausgewogenes Verhältnis zwischen den Bakterien der Säuerungsflora und der Fäulnisflora herzustellen.

Auch rechtsdrehende Milchsäure sorgt für ein besseres Darmmilieu. Besonders wenn der Stuhlgang zu alkalisch ist, sollte die Darmflora mithilfe der rechtsdrehenden Milchsäure „angesäuert“ werden. Dies ist erforderlich, damit sich die gesunden Darmbakterien besser ansiedeln können und dem oft vorhandenen Candida-Hefepilz die Lebensgrundlage entzogen wird.

So bleibt Ihre Darmflora gesund

1 Bewegen Sie sich täglich und das möglichst an der frischen Luft.

2 Meiden Sie Fast Food, Zucker, Alkohol und Weizenprodukte

3 Bevorzugen Sie Gemüse, Kartoffeln, Vollkornprodukte, saures Obst und Biofleisch.

4 Verzichten Sie auf Lebensmittel, die Farb- und Konservierungsstoffe, Emulgatoren und Aromen beinhalten.

5 Ergänzen Sie Ihre Nahrung mit probiotischen und präbiotischen Lebensmitteln und Nahrungsergänzungsmitteln, die gesunde Darmbakterien enthalten wie Laktobazillen und Bifidobakterien.

6 Verzichten Sie auf Nahrungsmittel, auf die Sie mit Allergien oder Intoleranzen reagieren.

Entgiftung über den Darm

Die Darmreinigung als solche ist keine neue Erfindung, sondern wurde schon in alten Kulturen der Chinesen, Ägypter und Griechen durchgeführt. Der Darm gehört zu den wichtigsten Entgiftungsorganen, und man kann seine Entgiftungsaktivität mithilfe verschiedener Methoden unterstützen.

Durch schadstoffbindende Präparate wie Chlorellaalgen, Zeolith, Heilerde und medizinische Kohle werden Schadstoffe im Darm gebunden. Eine faserhaltige Ernährung mit viel Gemüse und Vollkornprodukten oder Flohsamenschalen führt zu einer verbesserten Ausleitung. Wichtig ist eine regelmäßige Darmentleerung mit täglichem Stuhlgang. Denn je länger der Nahrungsbrei im Darm verbleibt und möglicherweise vor sich hin gärt, desto mehr trägt ein träger Darm zur weiteren Giftbelastung des Organismus bei.

Idealerweise wird die Entgiftung des Darms mit physikalischen Mitteln unterstützt. Neben dem traditionellen Einlauf, der mit verschiedenen Substanzen angereichert werden kann wie beispielsweise mit Kaffeemehl (siehe Kapitel Entgiftungsmethoden von A bis Z), gilt heutzutage die Colon-Hydro-Therapie als moderne Weiterentwicklung der ursprünglichen Darmentleerungen in Form von Einläufen.

Die Colon-Hydro-Therapie wurde für Astronauten im Weltall entwickelt und stammt aus der Raumfahrtforschung der NASA. Bereits seit den frühen 70-er Jahren hat diese Therapie in den USA den Einzug in die Naturheilkunde gefunden. Hierbei handelt es sich um eine hygienische und schmerzfreie Möglichkeit, krankmachende Bestandteile aus dem Dickdarm zu entfernen.
Die Colon-Hydro-Therapie kann man als eine Weiterentwicklung der klassischen Einläufe betrachten, wobei diese wesentlich mehr zur Darmsanierung beitragen kann. So kann mit dieser Therapie der Dickdarm in seiner gesamten Länge von 1,80 Meter gereinigt werden.

In einem geschlossenen System wird über ein Plastikspekulum warmes Wasser in den Dickdarm eingeführt. Im Gegensatz zu einem Einlauf werden immer nur kleine Wassermengen eingeflößt, sodass es nicht zu einer schnellen Überdehnung des Enddarmes kommt. Der Darminhalt wird auf diese Weise aufgeweicht, womit an der Darmwand anhaftende Stuhlrückstände, Bakterien, Parasiten und Pilznester entfernt werden.

Dieser komplexe, schädliche Darminhalt verursacht Reizungen und Entzündungen an der Darmschleimhaut. Durch die Colon-Hydro-Therapie heilen diese wesentlich besser ab, und die Darmflora kann sich besser regenerieren.

Man kann selbst verfolgen, was den Körper tatsächlich verlässt, denn der gelöste Darminhalt läuft durch ein Sichtfenster im Spülgerät, sodass ein erfahrener Therapeut hilfreiche Rückschlüsse auf Ihr Darminnenleben ziehen kann.

Oftmals werden monatelang, teilweise sogar über Jahre hinweg, im Darm festsitzende Kotreste gelöst! Beobachten Sie mit Ihrem Therapeuten zusammen das Sichtfenster und staunen Sie, was sich da vor Ihren Augen auftut: Nahrungsreste, die Sie womöglich vor Wochen und Monaten gegessen haben. Die Entleerung des Darms wird mit einer Darmmassage während der Spülung unterstützt.

Bei der Colon-Hydro-Therapie werden neben den schädlichen Bakterien auch die symbiotischen Bakterien ausgespült. Wenn die Darmflora sehr stark geschädigt ist, ist eine Verabreichung mit Präparaten zur Symbiose-lenkung ganz wichtig.

Leider ist in der Praxis immer wieder zu beobachten, dass einige Therapeuten die Colon-Hydro-Therapie zu exzessiv einsetzen. In Extremfällen (selbst erlebt!) gibt es Therapeuten, die jedem Patienten eine Colon-Hydro-Therapie verordnen, und nicht nur eine Sitzung, sondern für bis zu 30, 40 und noch mehr Anwendungen. Und wer sich auf diesen Therapievorschlag nicht einlässt, bekommt sehr schnell gesagt, dass er in dieser Praxis falsch sei.

In ihrem Buch „I was poisened by my body“ berichtet die amerikanische Naturheilkundeärztin Gloria Gilbere über ihren eigenen langjährigen Weg aus der Selbstvergiftung ihres Körpers. Neben vielen Therapien zählt sie die Colon-Hydro-Therapie zu den wichtigsten, sie sagte sogar: „Die Colon-Hydro-Therapie rettete mir das Leben."

Leaky Gut Syndrom (LGS) – der durchlässige Darm

Der durchlässige Darm wird in Deutschland bisweilen nur sehr selten untersucht, weil dieses Darmproblem hier anscheinend noch zu unbekannt ist. Internationale Berichte weisen allerdings darauf hin, dass das Leaky Gut Syndrom sehr weit verbreitet ist und insbesondere in den westlichen Industriestaaten mehrere Millionen Menschen betroffen sind. Die meisten Betroffenen wissen allerdings nichts von ihrer defekten Darmschleimhaut, die sich hinter diesem Begriff „Leaky Gut Syndrom" verbirgt.

Das Wissen vieler Therapeuten zu diesem Thema ist noch ausbaufähig, sodass das Leaky Gut Syndrom im Praxisalltag nur in seltenen Fällen Berücksichtigung findet. In den USA und England widmet man dem Thema wesentlich mehr Beachtung, das lässt hoffen, dass es irgendwann auch hierzulande mehr berücksichtigt wird. Besonders Patienten mit einer Schwermetallbelastung würden davon profitieren, denn bei sehr vielen von ihnen ist ein Leaky Gut Syndrom anzutreffen.

Viele naturheilkundliche Therapeuten sehen das Leaky Gut Syndrom als eine Basis vieler Erkrankungen wie beispielsweise Allergien, Zöliakie, chronische Müdigkeit, Akne, Ekzeme, Psoriasis, Rheuma, Arthritis und Nahrungsmittelintoleranzen. In der Regel haben all diese Betroffenen ein Darmproblem, weil ihre Darmschleimhaut durchlässig ist. Wird diese therapiert, bessern sich häufig auch die Beschwerden.

Die Darmschleimhaut und -flora sind so konzipiert, dass Nährstoffe verdaut werden, damit sie anschließend in den Blutkreislauf aufgenommen werden können. Von dort aus wird der gesamte Organismus mit Nährstoffen versorgt. Bei einer gesunden Darmschleimhaut werden Fremdkörper erkannt und aus dem Körper ausgeleitet. Denn die Darmschleimhaut bildet eine Barriere und verhindert dadurch, dass die ungewollten Eindringlinge erst gar nicht in die Blutbahn gelangen.

Dabei fungiert die Darmschleimhaut wie ein Maschennetz, das unerwünschte Stoffe nicht durchdringen lässt. Ist die Darmschleimhaut aber erkrankt, wird dieser „Maschendrahtzaun" immer durchlässiger und ermöglicht immer größeren Fremdstoffen wie Antigenen und Toxinen den Zugang in den Blutkreislauf. Damit ist der durchlässige Darm grundsätzlich ein

Absorptionsproblem, denn zu viele Substanzen gelangen in den Organismus, die dort nicht hingehören.

Dieser Vorgang ist es, der als Leaky Gut Syndrom bzw. durchlässiger oder leckender Darm bezeichnet wird. Über diesen Weg gelangen auch Allergene ungehindert in den Blutkreislauf und können so generalisierte Allergien oder Nahrungsmittelallergien und -unverträglichkeiten auslösen. Eine intakte Darmschleimhaut hingegen nimmt keine Allergene auf, indem das Immunsystem der Darmschleimhaut diese sofort zerstören würde.

Der Darm ist durch mehrere Schichten geschützt. Als erstes kommt es zu einer Schädigung der innersten Barriere, der Darmflora. Diese besteht aus vielen Mikroorganismen, die in einem Gleichgewicht miteinander leben. Die hier lebenden Milchsäurebakterien wie Bifidobakterien und Laktobazillen sorgen für ein gesundes Darmklima, können krankmachende Keime in ihre Schranken weisen und helfen bei der Verdauung und Assimilation der Nährstoffe.

Die gesunde Darmwand mit der Darmflora und Darmschleimhaut übt eine Schutzfunktion als sogenannte Intestinalschranke aus, um Fremdkörper nicht in den Blutkreislauf einfließen zu lassen. Ist die Darmwand jedoch porös, kann sie dieser Aufgabe nicht mehr nachkommen. Sie kann die Barriere nicht mehr aufrechterhalten, sodass unerwünschte Substanzen ungehindert in den Organismus gelangen. Die Intestinalschranke kann man sich wie ein schützendes Wachs auf einem Parkettboden oder einem Autolack vorstellen. Ist dieses Wachs porös, können Fremdkörper in das Holz bzw. den Lack eindringen.

Ist erst die vorderste Barriere der Intestinalschranke durchbrochen und der Zugang zur Darmschleimhaut möglich, dauert es oft nicht lange, bis sich auch in der unter der Darmflora befindlichen Darmschleimhaut die ersten porösen Stellen entwickeln. Kann daraufhin die Intestinalschranke ihre Schutzfunktion nicht mehr aufrechterhalten und der Darm wird somit durchlässig, es kann das Übertreten von nicht erwünschten Substanzen ins Blut nicht mehr verhindert werden.

Nicht selten beginnt die Entwicklung des Leaky Gut Syndroms mit der Einnahme von Antibiotika, denn diese können im Darm nicht zwischen guten und krankmachenden Bakterien unterscheiden. Sie zerstören somit auch die schützenden Keime wie Laktobazillen und Bifidobakterien und führen zu einer Schädigung der Darmflora.

Nach einer einmaligen Antibiotikagabe ist eine zuvor halbwegs intakte Darmflora oft noch in der Lage, sich zu regenerieren. Bei wiederholten Antibiotika-Einnahmen jedoch kann sich die Darmflora nicht mehr aus eigener Kraft heraus aufbauen. *Denken Sie mal darüber nach: Haben Sie in der Vergangenheit Antibiotika eingenommen und bauen Sie seitdem gesundheitlich ab?*

Vergleichbare Auswirkungen auf die Darmflora haben auch Cortison und Chemotherapien. Gerade bei chemotherapierten Tumorpatienten kommt zu allem Unglück eine hochgradige Pilzbelastung hinzu, die leider viel zu selten entsprechend therapiert wird.

Ein undichter Darm entwickelt sich auch dann, wenn die Darmschleimhaut gereizt und entzündet ist. Der Darm wird zunehmend durchlässiger, je länger dieser Zustand anhält. Dies geschieht oft durch Nahrungsmittel, die nicht vertragen werden, weil eine Allergie oder Intoleranz auf bestimmte Lebensmittel besteht.

Hat man beispielsweise eine Fructoseintoleranz und isst dennoch regelmäßig Obst, entstehen durch die Gärungsprozesse im Darm Fuselalkohole und Gase, die zur Schädigung der Darmflora und Darmschleimhaut führen.

Aufgrund der Dysbiose im Darm wird dem Candida-Hefepilz Tür und Tor geöffnet. Die Pilzsporen haften an der Darmschleimhaut und tragen dazu bei, dass diese noch durchlässiger wird. Man kann sich dies so vorstellen wie Baumwurzeln, die im umliegenden Beton Risse verursachen.

Durch die durchlässige Schleimhaut kann es schließlich passieren, dass der Candida ebenfalls in den Blutkreislauf gelangt und verschiedene Körperregionen erreicht. Pilzinfektionen äußern sich häufig in Hautausschlägen wie z. B. Soor, Juckreiz, Kopfschuppen und Haarausfall. Besonders gefährlich wird es, wenn diese Pilze andere Organe erfassen.

Ist die Schleimhaut undicht geworden, wandern auch Bestandteile von unverdauter Nahrung, Bakterien, toxische Substanzen, saure Giftstoffe und Metalle in den Blutkreislauf. Diese Stoffe werden über diesen Weg ins Bindegewebe, die Muskulatur und Fettzellen verschoben. Je nachdem, wo sich die Fremdstoffe ablagern, können sich unterschiedliche Krankheits-bilder entwickeln, die meistens allerdings nicht ursächlich mit einem durchlässigen Darm in Zusammenhang gebracht werden.

Entfernung der Amalgamfüllungen – Maßnahmen beim Zahnarzt

Das Entfernen der Amalgamfüllungen sollte äußerst vorsichtig und gewissenhaft erfolgen und gehört in erfahrene Hände. Es sind bestimmte Vorkehrungen und Vorsichtsmaßnahmen zu ergreifen, damit durch die Entfernung nicht noch weiterer gesundheitlicher Schaden angerichtet wird.

Als ich 1999 vor diesem Problem stand, gab es kaum entsprechend ausgebildete Zahnärzte, die wussten, worauf es bei der richtigen Entfernung ankommt. Mittlerweile hat sich diese Situation deutlich verbessert, sodass heutzutage mehr Zahnärzte über jeweilige Erfahrungen verfügen. Da ich dennoch immer wieder von Schauermärchen höre, die Betroffene erleiden und explizit durch die Amalgamentfernung erkranken, möchte ich in diesem Kapitel deutlich machen, wie wichtig das Entfernen mit *Schutzvorrichtungen* ist.

Ohne jegliche Schutzvorkehrungen ließen sie die Füllungen entfernen und wurden oft danach zunehmend kränker. Allerdings dauerte es meist eine ganze Weile, bis sie den Zusammenhang zwischen der Amalgamentfernung und des angegriffenen Gesundheitszustandes herausfanden.

Nicht immer dauert es Wochen und Monate, sondern manchmal nur wenige Stunden oder sogar nur Minuten. Schon nach wenigen Augenblicken kann es zum Kreislaufzusammenbruch kommen. Oft treten auch starkes Muskelzittern auf sowie epilepsieähnliche Krämpfe, ein Depressionsschub oder auch Sprach- und Sehstörungen, um nur einige wenige der möglichen

Nebenwirkungen zu nennen. Meistens verschlimmern sich die Symptome dann mit jedem weiteren Tag. In vielen Fällen ist die Haut beteiligt, die mit starken Ekzemen, Schüben von Neurodermitis oder Schuppenflechte oder auch mit Ausschlägen und Eiterpusteln reagieren kann.

Das Gefährliche an der Entfernung ist einerseits das Einatmen von freiwerdenden Quecksilberdämpfen, die durch das Herausbohren entstehen. Andererseits birgt aber auch das Herunterschlucken von Amalgamstückchen Gefahren, die es zu vermeiden gilt.

Damit durch das Entfernen der Amalgamfüllungen keine Nebenwirkungen auftreten, müssen unbedingt bestimmte Vorkehrungen getroffen werden. Gab es bis vor wenigen Jahren nur wenige Möglichkeiten, so hat man inzwischen eine Auswahl von mehreren Methoden.

Einige Zahnärzte verwenden einen sogenannten Kofferdam, der zu den ältesten Schutzvorkehrungen bei Amalgamentfernungen gehört. Der Kofferdam ist ein undurchlässiges Spanngummi, das vor der Amalgam-entfernung um den zu behandelnden Zahn gelegt wird und somit für eine Abschirmung der Mundhöhle und der Schleimhäute sorgt. Da der Kofferdam jedoch nicht vor dem Einatmen der Quecksilberdämpfe schützt, sind weitere Vorsichtsmaßnahmen wie u. a. eine Sauerstoff- oder Fremdluftmaske sinnvoll.

Alternativ zum Kofferdam gibt es Spezialbohrer, die den zu behandelnden Zahn mit einer Plastikabdeckung umgeben und mit einer Absaugevorrichtung ausgestattet sind. Aus Schweden gibt es einen entsprechenden Spezialbohrer (Cleanup-System), mit dem der Zahn fast vollständig abgedeckt wird und nur eine Öffnung bleibt, durch die der Zahnarzt die Füllung bearbeiten kann. Anhand eines Hartmetallfräsers wird die Füllung dann in drei bis vier Stücke geteilt und entfernt.

Nach Möglichkeit sollte ein Bohrer mit einer geringen Drehgeschwindigkeit (niedertourig) eingesetzt werden. Es gibt auch Bohrer, mit denen die Füllungen herausgebrochen werden und ein sofortiger Absaugmechanismus verhindert, dass Amalgamstückchen heruntergeschluckt werden.

Bei einer schweren chronischen Vergiftung ist es ratsam, während der Amalgamentfernung eine Atemmaske anzulegen, über die eine Sauerstoffzufuhr erfolgt.

Im Zusammenhang mit den zu wählenden Schutzmaßnahmen bei der Amalgamentfernung fällt auch häufig die Bezeichnung „Dreifachschutz". Dieser beinhaltet die Schutzmaßnahmen Sauerstoff, Kofferdam und einen langsamen Bohrer.

Nach dem Herausbohren des Amalgams ist es trotz der diversen Vorsichtsmaßnahmen sinnvoll, das Behandlungszimmer zu wechseln, um nicht doch noch mit in der Luft befindlichen Quecksilberdämpfen kontaminiert zu werden.

Zu einer umfassenden Entfernungsmaßnahme gehört auch, dass direkt nach dem Entfernen der Amalgamfüllungen die trotz aller Vorsichtsmaßnahmen vorhandenen Schwermetalle abgefangen werden. Dies erfolgt entweder durch das Spülen des Mundraumes mit medizinischer Kohle oder mit Chlorellaalgen, die zuvor zerkaut werden, bevor man einige Schluck Wasser hinzufügt. Nach ein paar Minuten Spülung spuckt man den Giftcocktail aus und spült noch einige Male mit Wasser nach, schluckt den Speichel jedoch nicht hinunter.

Es gibt auch Zahnärzte, die statt Chlorellaalgen oder Kohle eine Ampulle mit Selen oder Natriumthiosulfat verabreichen. Hierbei wird es häufig so gehandhabt, dass man einen kleinen Teil der Ampulle zur Mundspülung verwendet und nach dem Ausspucken der Rest in der Ampulle getrunken wird. Dies dient dazu, die Mundhöhle vom Quecksilber zu reinigen. Ergänzend empfehlen einige Therapeuten auch, bereits 2 Stunden vor der Amalgamentfernung eine DMSA-Kapsel einzunehmen.

Im Übrigen ist es äußerst wichtig, die Amalgamfüllungen nicht im Hauruckverfahren möglichst auf einmal oder in nur wenigen Sitzungen zu entfernen. Dies kann gerade für Patienten mit einer langjährigen chronischen Intoxikation eine unzumutbare Belastung darstellen und unerwünschte Reaktionen hervorrufen. Am besten sollte die Entfernung auf einen Zeitraum von mehreren Wochen ausgedehnt werden, sodass der Körper immer wieder Erholungsphasen erhält. In schweren Fällen kann dieser Zeitraum auch auf ein paar Monate ausgedehnt werden. Einige Zahnärzte empfehlen eine quadrantenweise Sanierung im Abstand von zwei bis drei Monaten, bei der z. B. in der Reihenfolge links oben, rechts oben, links unten und rechts unten verfahren wird.

Wichtig ist, dass am Ende der Zahnsanierung das komplette Amalgam entfernt wurde. Leider wird immer wieder versäumt, auch überkronte Zähne auf mögliche Amalgamreste zu untersuchen. Denn häufig befindet sich auch unter Kronen und Brücken noch Amalgam, außerdem auch in vielen Wurzelfüllungen.

Besonders kritisch und aufwendig wird die Amalgamentfernung, wenn zusätzlich zu den Zähnen auch im Kieferknochen Quecksilberdepots vorhanden sind. Diese Depots können anhand einer Panoramaaufnahme von hierauf spezialisierten Zahnärzten festgestellt werden.

Einer der bekanntesten deutschen Toxikologen Dr. Daunderer war einer der Profis auf diesem Gebiet. Er plädierte dafür, den quecksilberbelasteten Kiefer radikal auszufräsen. Nach der Ausfräsung soll der Kiefer anschliessend für ca. 3 Wochen geöffnet bleiben und mit Wundgazestreifen ausgelegt werden. Zur Sicherheit schicken einige Patienten die hier verwendeten Tamponagen an spezialisierte Labore, um den Quecksilbergehalt überprüfen zu lassen. Bei einigen Patienten sind die Quecksilber-Ablagerungen im Kiefer sogar mit bloßem Auge erkennbar, sobald dieser aufgeschnitten wird.

Alternativ zu dem Aufschneiden des Kieferknochens verwenden einige Zahnärzte DMPS-Spritzen, um den Kieferknochen zu entgiften. In manchen Fällen kann dies sehr wirksam sein, aber es kann trotzdem erforderlich werden, den Kieferknochen zu öffnen.

Ich weiß, dass dies alles ziemlich erschreckend klingt und man die vielen Schmerzen und anstehenden Kosten fürchtet, die da auf einen warten. Doch wer seine Gesundheit zurückerobern möchte, wird an einigen dieser Maßnahmen kaum vorbeikommen. Wenngleich das Ausfräsen des Kiefers gründlich überlegt sein und nur in wirklich begründeten Fällen durchgeführt werden sollte.

Erfahrungsgemäß reicht das Entfernen der Füllungen in den

meisten Fällen aus, ohne dass der Kiefer noch zusätzlich mit einbezogen werden muss. Sollte Ihr Zahnarzt keine Erfahrung im sicheren Entfernen von Amalgamfüllungen haben und die in diesem Kapitel beschriebenen Vorsichtsmaßnahmen nicht kennen oder nicht ernst nehmen, so ist es in Ihrem persönlichen Interesse, einen anderen Zahnarzt aufzusuchen. Unterschätzen Sie die Giftigkeit des freiwerdenden Quecksilbers nicht, die bei der Entfernung der Amalgamfüllungen entsteht!

Auch wenn Sie andere Zahnmetalle entfernen lassen möchten, so sollten Sie auf Zahnärzte vertrauen, die sich mit dieser Thematik ausreichend auskennen. Wenn ein Zahnarzt in seiner Praxis noch immer Amalgamfüllungen verwendet, ist dies meistens ein sicherer Hinweis darauf, dass ihm die umfänglichen Gefahren nicht voll umfänglich bekannt sind.

Maßnahmen bis zur endgültigen Entfernung der Amalgamfüllungen

Vom Tag der Diagnose der Schwermetallvergiftung bis zu dem Tag, an dem schließlich die letzte Füllung Ihren Mund verlassen wird, vergehen vermutlich mehrere Wochen, womöglich sogar ein paar Monate, und in Extremfällen dauert es auch noch länger. Damit es während dieser Zeit nicht zu weiteren zusätzlichen Quecksilberbelastungen kommt, sollten einige Vorsichtsmaßnahmen ergriffen werden. Diese dienen hauptsächlich dazu, eine weitere Abgabe von Quecksilber aus den noch vorhandenen Amalgamfüllungen zu reduzieren.

1. Da jede Mahlzeit das Risiko birgt, dass weiteres Quecksilber aus den noch vorhandenen Amalgamfüllungen freigesetzt wird, sollten möglichst wenige Mahlzeiten erfolgen. Idealerweise werden nicht mehr als vier Mahlzeiten pro Tag verzehrt. Auf Zwischenmahlzeiten sollte verzichtet werden.

2. Zähneputzen sollte höchstens zweimal täglich erfolgen.

3. Die noch vorhandenen Füllungen nicht polieren.

4. So lange noch Amalgamfüllungen vorhanden sind, sollten keine Chelattherapien erfolgen.

5. Durch Kaugummikauen werden erhöhte Quecksilbermengen freigesetzt, sodass man auf Kaugummi verzichten sollte.

6. Je heißer ein Getränk ist, umso mehr Quecksilber wird aus den Amalgamfüllungen freigesetzt. Heiße Getränke sollten somit nur in Kombination mit Mahlzeiten verzehrt werden.

7. Saure Säfte und Früchte führen zu einer erhöhten Quecksilberfreisetzung, sodass man sie möglichst nicht verzehren sollte.

8. Bevor die Amalgamfüllungen entfernt werden, sollten die Entgiftungsorgane auf die bevorstehende Schadstoffausleitung vorbereitet werden, indem diese mit entsprechenden Präparaten unter-stützt werden.

Was kommt nach Amalgam?

Grundsätzlich ist der beste Zahn immer der eigene, und nichts kann ihn ersetzen. Doch hat man häufig und mit zunehmendem Alter gar keine andere Wahl, als einen eigenen Zahn durch eine Alternative zu ersetzen.

Was also ist zu tun?

Zunächst ist es sinnvoll, direkt nach dem Entfernen der Amalgamfüllungen eine Zwischenlösung zu wählen. Diese besteht aus Zementfüllungen, die für einen Zeitraum von 6 bis 36 Monaten in den Zähnen verbleiben. Dies dient dem Organismus einerseits dazu, dass er zur Ruhe kommen kann, andererseits würde durch eine sofortige Endversorgung mit einem anderweitigen Material eine Amalgamentgiftung möglicherweise blockiert.

Wann der richtige Zeitpunkt für die Endversorgung gekommen ist, entscheidet sich ganz nach dem individuellen gesundheitlichen Zustand. Bei sehr schwer vergifteten Patienten ist es häufig äußerst mühsam, überhaupt einen verträglichen Dentalstoff ausfindig zu machen.

Umweltmedizinisch orientierte Zahnärzte warnen davor, nach der Entfernung vom Amalgam Gold oder andere Metalle zu verwenden, denn hierdurch wird die Ausleitung von Quecksilber und Palladium um ein Vielfaches erschwert. Dies wird damit erklärt, dass sich Gold quasi an das Quecksilber andockt und damit die Entgiftung äußerst schwierig macht.

Dennoch zeigt sich in der Praxis häufig, dass im guten Glauben, richtig zu handeln, Gold eingesetzt wird. Dies verschlingt nicht nur viele tausend Euros, sondern auch einen Teil der Gesundheit. Ein Zusammenhang von Quecksilber und Gold wird dann meist erst nach vielen Jahren hergestellt, wenn sich schon gravierende gesundheitliche Störungen manifestiert haben.

Doch nicht nur goldhaltiger Zahnersatz, sondern auch andere schädliche Metalle wie Palladium, Indium, Zink und Zinn können derartige Folgen mit sich bringen. Wichtig zu wissen ist*: Bei einer schwermetallgeschädigten Person gehören Metalle nie wieder in den Mund.*

Auch Implantate aus Titan sind nicht unbedenklich, selbst wenn Titan immer wieder als sehr gut verträglich dargestellt wird.

Aber was soll statt dieser schädlichen Metalle verwendet werden? Da die Verträglichkeit der verwendeten Dentalstoffe sehr von der individuellen Lage abhängt, gibt es keine Lösung, die für alle gültig sein kann. Das heißt im Klartext: Bevor man sich für einen bestimmten Zahnersatzstoff entscheidet, sollte eine Verträglichkeit von einem spezialisierten Therapeuten ausgetestet werden.

Hierfür gibt es mehrere Testverfahren aus der Naturheilkunde und Umweltmedizin wie beispielsweise LTT-Testverfahren, MELISA-Tests, Kinesiologie, Elektroakupunktur, Radionik oder Bioresonanz. Es ist sinnvoll, sich nicht nur auf einen Test zu verlassen, sondern sicherheitshalber mindestens ein zweites Testverfahren durchzuführen. Leider übernehmen die Krankenkassen die Kosten für die Austestungen in der Regel nicht.

Die Tests sollten erst dann erfolgen, wenn der Einsatz unmittelbar bevorsteht. Wenn erst in etwa 2 Jahren eine endgültige Lösung ansteht, macht es keinen Sinn, einen Test so lange im Voraus durchzuführen. Denn im Laufe der Zeit kann sich die Verträglichkeit noch sehr verändern.

Die Wichtigkeit derartiger Testverfahren kann man gar nicht groß genug herausstellen. Denn es geht nicht nur um viel Geld, das man für eine umfassende Zahnsanierung zwangsläufig ausgibt, sondern es geht auch um die Gesundheit. Sparen am falschen Ende kann am Ende alles viel teurer machen und die Gesundheit unnötig belasten. Was nützt es, wenn man sich für einen günstigen Zahnersatz entscheidet und nach einem Jahr entsetzt feststellt, dass alles umsonst war, weil das Material nicht vertragen wird?

In diesem Zusammenhang ist es auch immer sinnvoll, sich den Beipackzettel zeigen zu lassen, aus der die genaue Zusammensetzung des gewählten Materials ersichtlich ist.

Zementfüllungen

Zementfüllungen gelten als Zwischenlösungen, weil sie bis zu 3 Jahre halten können. Werden sie richtig gut eingesetzt, verbleiben sie tatsächlich auch noch viele Jahre länger in den Zähnen. Außerdem ist es möglich, zwischendurch erforderliche Ausbesserungen vorzunehmen. Je nachdem, wie groß die gefüllten Zahnoberflächen sind, kann der Zement nämlich leicht herausbrechen. Auch dass der Zahnnerv angegriffen wird, soll in Einzelfällen vorkommen.

Dennoch raten Umweltzahnärzte dazu, direkt nach der Amalgamentfernung zunächst Zementfüllungen einzusetzen, bevor nach einer gewissen Zeit eine Endlösung gewählt wird. Zementfüllungen gelten biologisch gesehen am unbedenklichsten und lassen den Körper zur Ruhe kommen. Achten Sie darauf, dass der Zement möglichst hohe Siliziumverbindungen enthält.

Kunststoffe

Bereits seit den 1970-er Jahren wird intensiv an Kunststoffen als Zahnersatz geforscht, aber trotzdem ist bis heute kein sicherer Kunststoff bekannt, der bei schwermetallgeschädigten Patienten wirklich bedenkenlos verwendet werden könnte.

Leider sind Kunststoffe nicht so unbedenklich wie sie sein sollten, denn sie beinhalten Inhaltsstoffe wie Fluoride, Farbstoffe, Benzylperoxid, Acrylate und andere Substanzen, die nicht nur zu Allergien führen, sondern außerdem vom Körper nur schwer entgiftet werden können.

Hinzu kommt, dass der Einsatz von Kunststofffüllungen technisch sehr aufwendig ist. Denn wenn die Füllungen lange haltbar sein sollen, muss ihr Einsatz in mehreren Schritten erfolgen, indem der Füllstoff in mehreren Schichten aufgetragen wird. Werden die Füllungen nicht präzise genug eingesetzt, werden sie undicht, sodass Bakterien eintreten und den Zahn bis in die Tiefe angreifen können.

Aber auch wenn sie sehr professionell eingesetzt werden, ist ihre Lebensdauer von 5 bis 7 Jahre nicht sehr lang. In Ausnahmefällen halten sie bis zu 12 Jahre.

Häufig wird empfohlen, Kunststofffüllungen nur für die Zähne zu verwenden, die keine großen Kauflächen besitzen. Denn für die hinteren Backenzähne reicht die Härte des Kunststoffes in der Regel nicht aus.

Sollte aus Kostengründen die Wahl trotz verschiedener Bedenken auf Kunststoffe fallen, so achten Sie darauf, dass ein Bisphenyl-A-freier Kunststoff verwendet wird.

Keramik

Zirkonoxidkeramik gehört zu den derzeit bevorzugten Dentalstoffen, wenn es um eine besonders gute Verträglichkeit geht. Hierbei handelt es sich um einen Naturstoff, der fast nie zu Allergien führt. Neben der guten Verträglichkeit ist auch die lange Lebensdauer ein wichtiges Argument für diesen beliebten Zahnersatz. Hinzu kommt, dass Zirkonoxidkeramik mittlerweile nicht nur für Füllungen einsetzbar ist, sondern auch Brückenkonstruktionen und Implantate möglich sind.

Als Klebstoff ist meistens Zement möglich. Optisch sind Keramik-Dentalstoffe nicht von natürlichen Zähnen zu unterscheiden.

Klebstoffe

Nicht nur die Zahnfüllstoffe selbst sind bei einer Zahnsanierung bedeutsam, sondern auch Kleber, mit denen Füllungen befestigt werden. Zwar werden von gewissenhaften Zahnärzten Dentalstoffe sorgfältig ausgesucht, aber die verwendeten Klebstoffe werden leider immer noch in Bezug auf ihre Verträglichkeit vernachlässigt.

So kommt es leider immer wieder vor, dass zwar ein verträglicher Dentalstoff eingesetzt wird, aber der Patient aufgrund der verwendeten Klebstoffe mit heftigen körperlichen Symptomen reagiert. Bevor man sich teure Füllungen wegen eines eventuell unverträglichen Klebstoffes wieder entfernen lassen muss, sollten

Kleber im Vorfeld auf ihre Verträglichkeit getestet werden. Als mögliche Alternative zu herkömmlichen Klebern wird häufig Zement empfohlen, es wird aber immer Fälle geben, in denen sich die Verwendung von Klebern nicht vermeiden lassen.

Ein Wort zu den Kosten

Dies ist eigentlich ein sehr trauriges Kapitel, denn leider ist es so, dass man als Patient mit einer chronischen Schwermetallvergiftung fast alles selbst finanzieren muss. Dies mutet grotesk an, wenn man eine Schwermetallvergiftung in Form von Amalgamfüllungen quasi auf Krankenschein erhalten hat.

Betroffene, die eine private Krankenversicherung haben, sind meist in einer glücklicheren Situation, sodass sie zumindest einige Kostenanteile erstattet bekommen. Doch auch hier sind längst die „goldenen Jahre" vorüber, sodass auch in dieser Personengruppe manch einer seine Genesung selbst finanzieren muss.

Eine kleine Ausnahme besteht bei einem positiven Epikutantest, der dann relevant ist, wenn statt oder zusätzlich zu der Amalgamvergiftung eine Amalgamallergie entstanden ist. Denn bei einer Allergie erstatten die gesetzlichen Krankenkassen anteilmäßig meist bis zu 60 % der Zahnsanierungskosten. Allerdings beschränkt sich die Erstattung nur hierauf, sodass Kosten für Entgiftungen auch in diesen Fällen selbst zu tragen sind.

Wenn man bedenkt, dass das Krankheitsbild einer chronischen Vergiftung deutlich schwerwiegender ist als das einer Allergie, dann ist das nicht nachvollziehbar. Besonders hart trifft dies Patienten, die unter einer starken Vergiftung leiden, denn diese erfordert eine sehr langwierige und damit teure Behandlung, die in einigen Fällen ein Leben lang erforderlich ist.

Zum Leidwesen der Betroffenen wird eine chronische Schwermetallvergiftung, insbesondere wenn sie in Zusammenhang mit Dentalwerkstoffen zu stehen scheint, seitens der Schulmedizin noch immer negiert. Stattdessen wird in Kauf genommen, dass unweigerlich auftretende Langzeitfolgen finanziert werden, sei es teure Therapien für jahrelange Psychotherapien aufgrund von

Depressionen, seien es Chemotherapien aufgrund von Tumorerkrankungen oder Dialysekosten.

Auch monatelange und damit teure Aufenthalte in Hautkliniken aufgrund von therapieresistenten Hauterkrankungen wie etwa Neurodermitis und Schuppenflechte werden finanziert, obwohl eine Zahnsanierung mit begleitender Entgiftung oftmals eine durchschlagende und andauernde Gesundheitsverbesserung bringen kann.
In vielen Fällen dürften die Spätfolgekosten, die aufgrund einer chronischen Schwermetallvergiftung entstehen können, wesentlich höher sein als die Kosten für eine Amalgamentfernung mit begleitender Entgiftung.

Will man sich seinem Schicksal nicht einfach ausgeliefert sehen, kann man es mit umfangreichen Schriftwechseln und heißen Diskussionen mit Mitarbeitern von Krankenversicherungen versuchen. Doch hat dieses Vorgehen Aussicht auf Erfolg? Und hat man überhaupt die Energie, in einer derart gesundheitlich angeschlagenen Verfassung Grabenkämpfe auszutragen, die am Ende ohnehin ins Leere laufen?

Fatal ist jedoch, dass man ohne ausreichende finanzielle Mittel eine schwerwiegende schadstoffbedingte Erkrankung nicht überleben wird. Das ist übrigens nicht allein meine Meinung, sondern dies sagte mir schon vor vielen Jahren eine Ärztin einer Universitätsklinik zu mir: **„Patienten mit Ihrer Erkrankung überleben diese nicht, wenn sie die finanziellen Mittel nicht zur Verfügung haben.“**

Zur Autorin

Sigrid Nesterenko, geb. 1964, erkrankte 1994 an MCS (Multiple Chemische Sensibilität). Um zu überleben, musste sie sich nicht nur mit dem Vermeiden und Ausleiten von Umweltschadstoffen wie Quecksilber, Blei und Palladium beschäftigen, sondern auch mit den MCS-Begleiterscheinungen wie einer Schimmelpilzallergie, chronischen Infektionen, Histamin-, Gluten- und Fructoseintoleranz.

Durch ihre stetige Suche nach der Ursache konnte sie im Laufe der Jahre durch verschiedene naturheilkundliche Therapien einen erstaunlichen und respektvollen Weg der gesundheitlichen Verbesserung erfahren. Dieser Weg dauerte viele Jahre und erforderte extrem viel Eigeninitiative und Disziplin. Sie sammelte im Laufe der Jahre sehr umfangreiche Kenntnisse durch ständiges Lesen, Recherchieren, Experimentieren und intensiven Austausch mit anderen MCS-Betroffenen. Und nicht zuletzt die Durchführung unendlich vieler hilfreicher und auch weniger nützlicher Therapien haben zu ihrem umfangreichen Wissen über Naturheilkunde beigetragen.

Ihre eigenen Erfahrungen und gesammelten Erkenntnisse hat sie mittlerweile in über 40 Büchern veröffentlicht wie beispielsweise über Histaminintoleranz, Fibromyalgie, Leaky Gut – der durchlässige Darm, Candida und Blähungen. Sie ist inzwischen zu einer gefragten Expertin geworden, wenn es um Nahrungsmittelintoleranzen und Umwelterkrankungen geht.

„Mit der Nutzung meiner Erfahrungen können andere Menschen ihre Leidenswege möglicherweise abkürzen und viele tausend Euros sparen. Hätte ich vor 20 Jahren meinen heutigen Wissensschatz gehabt, wären mir viele Jahre mit extrem eingeschränkter Lebensqualität erspart geblieben“,

Sigrid Nesterenko

Hinweise für den Leser

Alle Angaben in diesem Buch wurden nach bestem Wissen und mit größter Sorgfalt erstellt. Die Angaben und Empfehlungen erfolgen ohne Verpflichtung oder Garantie der Autorin. Sie und der Verlag übernehmen keine Verantwortung und Haftung für Personen-, Sach- und Vermögensschäden aus der Anwendung der hier erteilten Ratschläge.

Dieses Buch hat nicht die Absicht und erweckt nicht den Anspruch, eine ärztliche Behandlung zu ersetzen. Ausdrücklich wird empfohlen, eine medizinische Diagnose vom Therapeuten einzuholen und eine entsprechende Therapiebegleitung durchzuführen. Einige der vorgestellten Maßnahmen weichen von der gängigen medizinischen Lehrmeinung ab, und resultieren aus der Erfahrungsheilkunde.

Es wird ausdrücklich darauf hingewiesen, dass mit diesem Buch keine erfüllbaren Hoffnungen erweckt werden, die eventuelle Heilerfolge erwarten lassen können.

Weitere Bücher von Sigrid Nesterenko

Erhältlich auf www.Bloch-Verlag.de

Histaminintoleranz - die unentdeckte Krankheit:
Histamin - eine häufige Ursache für Allergien,
Nahrungsmittelintoleranzen und vieles mehr!

Das Histamin-Backbuch
Über 150 leckere histaminarme Backrezepte für jeden Anlass

Mein Histamin-Kochbuch
200 leckere histaminarme Rezepte für jeden Anlass

Erfolgreiche Darmsanierung
Bei Reizdarm, Verstopfung, Blähungen, Allergien, Müdigkeit, Candida, Nahrungsmittelintoleranzen und vielen weiteren Beschwerden

Leaky Gut - der durchlässige Darm:
Allergien, Nahrungsmittelintoleranzen und vieles mehr endlich erfolgreich behandeln.

Neue Energie ohne Candida
Wie Sie den lästigen Candida-Pilz endgültig loswerden

Besser leben trotz Sarkoidose

Ein Ratgeber für Betroffene

Hilfe bei CRPS

Der laienverständliche Ratgeber für Morbus-Sudeck-Betroffene

So therapieren Sie Polyneuropathie – ganzheitlich und effektiv

Der erste lainenverständliche Ratgeber für Betroffene

Und weitere Bücher.......

Erhältlich auf www.Bloch-Verlag.de